新冠病毒感染防治
百问百答2

国家卫生健康委员会宣传司　组织编写

中 华 预 防 医 学 会
中 国 健 康 教 育 中 心　编　著

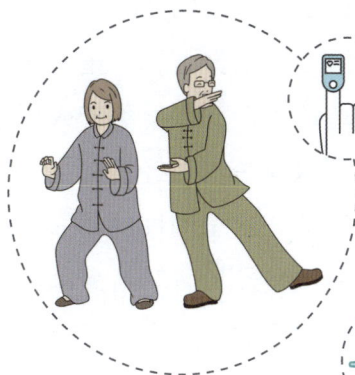

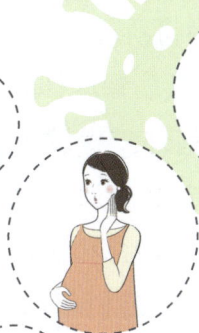

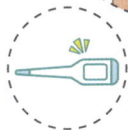

人民卫生出版社
·北京·

前　言

　　三年来,我国始终坚持人民至上、生命至上,有效处置了百余起新冠病毒感染聚集性疫情,有效应对了五波全球疫情的冲击,发病率和死亡人数保持在全球较低水平。随着新冠病毒奥密克戎变异株致病性减弱、疫苗接种普及、防控经验的积累、公众健康素养不断提升,我国疫情防控面临新形势。经国务院批准,自 2023 年 1 月 8 日起,我国将新冠病毒感染由乙类传染病甲类管理调整为乙类传染病管理,即实施"乙类乙管",工作重心也由"防感染"转向"保健康、防重症",最大限度保护人民生命安全和身体健康,最大限度减少疫情对经济社会发展的影响。近期,我国刚刚经历了一次全国性的新冠病毒大规模传播,我们仍需保持防控意识,面对新冠病毒感染,做自身健康的第一责任人,密切关注政府及相关专业部门发布的官方防控信息,遵守相应的防疫规定,科学抗疫,不发布谣言,不传谣,不信谣。

　　为了帮助公众了解新冠疫情防控政策和相关防治

知识,科学应对新冠病毒感染,更好地保障自身和家人的健康,在国家卫生健康委员会宣传司指导下,人民卫生出版社、中华预防医学会和中国健康教育中心在《新冠病毒感染防治百问百答》的基础上,结合近期公众需求和关注热点,组织专家编写了《新冠病毒感染防治百问百答2》。本书依据近期防控政策和技术文件,从科学认识、日常防治、重点人群、中医药应用4个方面,以问答的形式介绍了相关政策、知识和技能,供公众和相关单位参考使用。

由于新冠病毒感染防治仍然处于不断深入研究之中,本书参考的指南及相关政策等均截止到图书付梓之前,且由于编写时间仓促,如有不当之处,请予指正。

中华预防医学会

中国健康教育中心

2023年2月

目　录

一、科学认识篇

二、日常防治篇

三、重点人群篇

四、中医药应用篇

一、科学认识篇

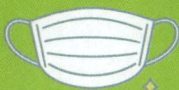

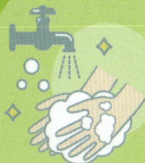

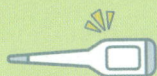

1. 为什么我国对新冠疫情防控政策进行了优化调整

随着新冠病毒的持续变异,其传播力显著增强。同时,新冠病毒的毒力明显减弱,感染者发生重症和死亡的比例显著降低。我国人群新冠病毒疫苗接种率达到高水平,可进一步降低人群感染后重症和死亡的发生风险。加之国内外抗病毒药物研发取得进展,我国筛选出诸多临床有效方药,广大医务人员积累了丰富的防治经验,群众积极参与支持疫情防控工作。为此,根据新冠病毒变异情况和疫情形势的变化,我国于 2023 年 1 月 8 日将新冠病毒感染从"乙类甲管"调整为"乙类乙管",工作重心由"防感染"转向"保健康、防重症"。

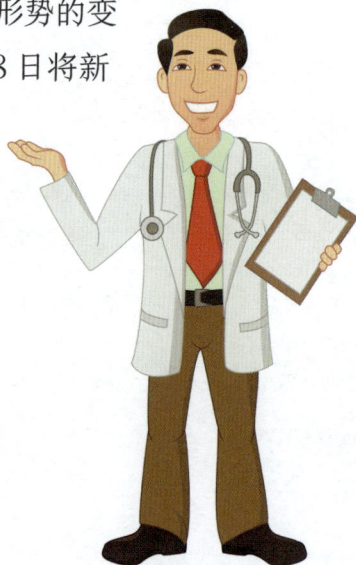

2. 多数人在疫苗接种基础上经历了自然感染,还会发生再感染吗

无论是自然感染,还是疫苗接种,或者疫苗接种基础上又经历自然感染,人体获得的免疫保护效果都会随着时间流逝而逐渐减弱。尤其是发生新的变异毒株流行时,如果距离上一次接种或自然感染时间比较长,如超过 6 个月,再感染的可能性将有所增加。因此,公众应按照国家制定的相关方案,及时接种疫苗,适时做好个人日常防护,降低感染风险。

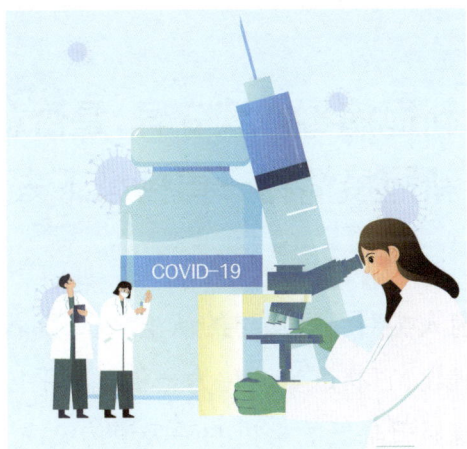

3. 新冠病毒感染广泛流行后,绝大多数人都感染了,是否已经形成群体免疫

新冠病毒感染广泛流行造成人群中较高比例的人感染,确实在短时间内构成了群体免疫。高水平的免疫力可以保护人们避免再次感染,但这种免疫力会随时间衰减。新冠病毒感染的潜伏期非常短,若免疫力发生衰减,机体接触到病毒后,免疫记忆动员速度来不及阻止病毒的感染,再加上新冠病毒不断变异,因此,新冠病毒感染的群体免疫难以形成像麻疹、病毒性肝炎等传染病那样长期的人群免疫保护屏障。

4. 新冠病毒持续变异,是否意味着新冠疫情将一直持续下去

从目前人类对新冠病毒的认识来看,随着新冠病毒的适应性进化,它将逐步演化为一种低水平传播且对人类健康危害显著降低的常见的呼吸道传染病。

5. 如何区别新冠病毒感染者复阳与再感染

"复阳"指感染者症状基本消失,核酸检测、抗原检测阴性之后,再次检测出现阳性。多数情况下,核酸检测检出的是一些病毒的片段,并不是完整的病毒,感染者没有临床症状和传染性,对正常生活没有影响。极少数人,尤其是老年人或免疫力低下者,复阳后不仅出现核酸阳性,也会出现症状,并具有一定的传染性。

"再感染"指第一次新冠病毒感染已经彻底康复后,又发生第二次新冠病毒感染。再感染通常是有症状的,并且核酸检测的 Ct 值也比较低,病毒载量较高,有传染性。

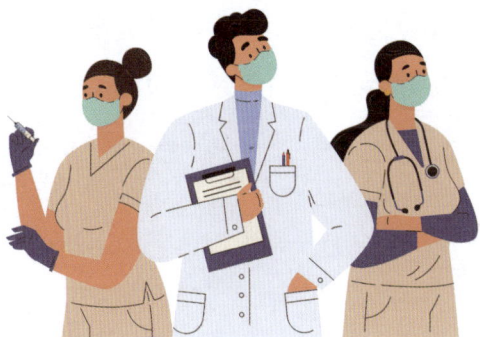

6. 新冠病毒感染广泛流行后,新冠病毒是否会像"非典"病毒一样突然消失

"非典"病毒致病力强,感染后患者症状往往比较重且大多数症状比较典型易于识别,无症状感染者的比例低且传染作用小。2003 年,人类采取强有力的公共卫生措施,通过及时发现和隔离患者、快速追踪和管理密切接触者,用数月的时间即消灭了"非典"这一新发传染病。

新冠病毒流行已超过 3 年,其致病力相对"非典"病毒低很多,感染后轻症和无症状比例高,传染性和传播力又非常强,新冠病毒还可以在某些动物种群中有效传播和存续。因此,目前来看,尽管在一定的时间阶段,可以在一个国家或局部地区阻断其人群传播,但无法在人类社会和自然界彻底消灭这一病毒。

7. 我国法定传染病分哪几类,目前有多少种

《中华人民共和国传染病防治法》规定,传染病分为甲类、乙类和丙类,目前共有 40 种。

甲类传染病:鼠疫、霍乱。

乙类传染病:传染性非典型肺炎、艾滋病、病毒性肝炎、脊髓灰质炎、人感染高致病性禽流感、麻疹、流行性出血热、狂犬病、流行性乙型脑炎、登革热、炭疽、细菌性和阿米巴性痢疾、肺结核、伤寒和副伤寒、流行性脑脊髓膜炎、百日咳、白喉、新生儿破伤风、猩红热、布鲁氏菌病、淋病、梅毒、钩端螺旋体病、血吸虫病、疟疾、人感染H7N9禽流感、新型冠状病毒感染。

丙类传染病:流行性感冒、流行性腮腺炎、风疹、急性出血性结膜炎、麻风病、流行性和地方性斑疹伤寒、黑热病、包虫病、丝虫病,除霍乱、细菌性和阿米巴性痢疾、伤寒和副伤寒以外的感染性腹泻病,以及手足口病。

8. 我国新冠疫情防控措施为什么从"乙类甲管"调整为"乙类乙管"

2020 年 1 月 20 日,我国将新型冠状病毒肺炎纳入《中华人民共和国传染病防治法》规定的乙类传染病,并采取甲类传染病的预防、控制措施。三年来,通过对新冠病毒肺炎"乙类甲管"的严格管理,我国经受住了全球先后五波疫情的冲击,成功避免了致病力较强的原始株、德尔塔变异株的广泛流行,极大减少了重症和死亡病例数量,也为疫苗、药物的研发应用以及医疗等资源的准备赢得了宝贵时间,有力保护了人民群众生命安全和身体健康,统筹疫情防控和经济社会发展取得重大积极成果。

随着对新冠病毒和所致疾病特征认识的不断深入,以及我国疫苗接种普及、药物研发和应用、防治经验的积累,根据疫情防控形势的变化,我国顺势对新冠防控策略和政策进行了重大调整,即从"乙类甲管"调整为"乙类乙管",工作重心由"防感染"转向"保健康、防重症"。不再对新冠病毒感染者施行严格隔离、密切接触者追踪管控和区域封控等管理措施。

9. 新冠病毒感染调整为"乙类乙管"后的防控措施有哪些

新冠病毒感染调整为"乙类乙管"后的防控措施包括：①进一步提高老年人新冠病毒疫苗接种率，在重症高风险人群中推动开展第二剂次加强免疫接种。②做好新冠病毒感染治疗相关药品和检测试剂准备，满足患者用药和检测需求。③加大医疗资源建设投入，重点做好住院床位和重症床位准备。④调整人群检测策略，社区居民根据需要"愿检尽检"，不再开展全员核酸筛查。⑤做好社区重点人群健康调查和分级服务，摸清辖区 65 岁及以上老年人合并相关基础疾病和疫苗接种情况，提供分类分级健康服务。⑥强化养老机构、社会福利机构、医院、学校、学前教育机构、大型企业等重点机构防控，严防场所内聚集性疫情风险。⑦加强农村地区疫情防控，为农村老年人、基础疾病患者等高风险人群提供就医保障。⑧强化疫情监测与应对，研判疫情发展态势，依法动态采取适当的限制聚集性活动和人员流动等措施压制疫情高峰。⑨倡导坚持个人防护措施，落实每个人都是自己健康第一责任人的理念。⑩优化中外人员往来管理，取消入境后全员核酸检测和集中隔离,取消"五个一"及客座率限制等国际客运航班数量管控措施。

10. 为何将"新冠肺炎"更名为"新冠病毒感染"

2020 年 1 月 20 日,国家卫生健康委报经国务院批准,将新型冠状病毒肺炎(简称"新冠肺炎")纳入《中华人民共和国传染病防治法》规定的乙类传染病,并采取甲类传染病的预防、控制措施。当时命名为"新冠肺炎",主要考虑疫情初期发现的病例大部分有肺炎表现。随着奥密克戎变异株成为主要流行株,其致病力和毒力减弱,有肺炎表现的感染者比例显著降低。考虑到肺炎仅反映了病毒感染后较为严重的患病状况,不能概括所有感染者临床特征,故将"新冠肺炎"更名为"新型冠状病毒感染"(简称"新冠病毒感染"),更加符合目前的疾病及其危害的特征。

11. 新冠病毒感染防控实施"乙类乙管"后,如何做好重点机构和重点场所的防控

养老机构、社会福利机构等人群集中场所结合设施条件采取内部分区管理措施。疫情反弹时,由当地党委政府或联防联控机制(领导小组、指挥部)经科学评估适时采取封闭管理,并报上级主管部门,防范疫情引入和扩散风险,及时发现、救治和管理感染者,建立完善感染者转运机制、医疗机构救治绿色通道机制,对机构内感染人员进行第一时间转运和优先救治,控制场所内聚集性疫情。

医疗机构应加强医务人员和就诊患者个人防护指导,强化场所内日常消毒和通风,降低场所内病毒传播风险。

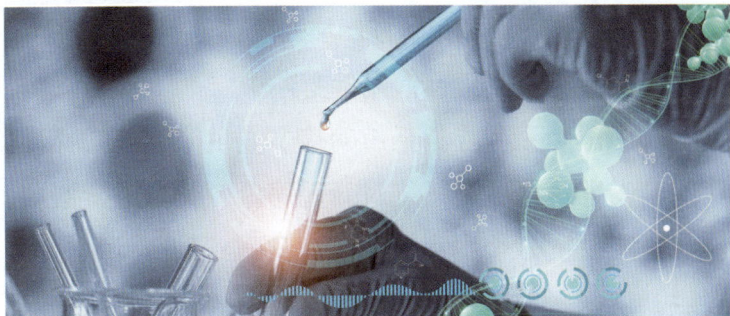

12. 目前有哪些具体手段能尽快监测到病毒变异

新冠病毒感染实施"乙类乙管"后,我国将继续动态追踪国内外病毒变异情况,评估病毒传播力、致病力、免疫逃逸能力等特点变化,及时跟踪研判,并采取针对性措施。

目前,我国对变异株监测的手段与国际上一致,主要从以下几方面对变异株进行监测:

(1)依靠全国新冠病毒变异监测哨点医院,监测范围广泛。在 824 家哨点医院基础上进一步扩大监测范围,使监测哨点覆盖所有地级和具有陆路、海路口岸的县区。各省份监测哨点包含综合医院、传染病医院、儿童医院和至少 1 家养老机构。根据国家新冠病毒本土变异株监测方案,全国哨点医院需按方案要求采集新冠病毒阳性病例样本,由疾控部门对新冠病毒基因组进行测序,中国疾病预防控制中心病毒病预防控制所对全国新冠病毒基因序列进行分析,及时监测新冠病毒变异株。

(2)依靠污水监测系统对变异株进行监测。目前我国已设置污水监测系统对新冠病毒变异株进行监测,已在全国设置 3 个哨点,下阶段将在全国设置污水监测哨点。疾病预防控制中心通过对居民生活污水进行技术处理,对污水中的新冠病毒进行基因组测序,从而对变异株进行监测。

(3) 依靠监测口岸对输入变异株进行监测。新冠病毒感染实施"乙类乙管"后,全国选取 18 个代表性口岸,常态开展监测工作,代表性口岸涉及水路、陆路和空港。通过对来华(归国)人员实施口岸卫生检疫,及时发现传播力、致病力、免疫逃逸能力等发生重要改变的变异株,研判输入风险,为早期预警提供依据。

(4) 监测社区人群感染水平,监控重点机构暴发疫情情况,动态掌握疫情规模、范围、强度和病毒变异情况,研判疫情发展态势。

(5) 依托全国传染病网络直报系统,对法定传染病病例个案信息进行实时、在线监测。

13. 新冠病毒感染实施"乙类乙管"后,出入境旅行管理措施有哪些调整

我国根据国内外疫情防控形势需要,适时调整出入境措施。新冠病毒感染实施"乙类乙管"后,出入境旅行管理措施主要有以下调整:取消入境后全员核酸检测和

集中隔离;健康申报正常且海关口岸常规检疫无异常者,可放行进入社会面;取消"五个一"及客座率限制等国际客运航班数量管控措施;各航司继续做好机上防疫,乘客乘机时须佩戴口罩;进一步优化复工复产、商务、留学、探亲、团聚等外籍人士来华安排,提供相应签证便利;逐步恢复水路、陆路口岸客运出入境;根据国际疫情形势和各方面服务保障能力,有序恢复中国公民出境旅游。

14. 感染新冠病毒后可以献血吗

《血站新冠病毒感染防控工作指引(第二版)》指出:①明确感染新冠病毒(重型和危重型除外),最后一次新冠病毒核酸检测或抗原检测阳性 7 天后可以献血;重型或危重型感染者,康复 6 个月后可以献血。②接种新冠病毒疫苗后 48 小时内暂缓献血。

二、日常防治篇

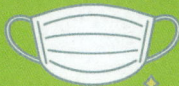

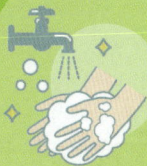

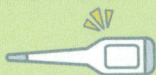

（一）日常防护

1. 今后我们还需要佩戴口罩吗

当前国内新冠病毒感染疫情处于低水平流行,但仍有感染风险,需继续做好个人防护,尤其以下情形应全程规范佩戴口罩:

（1）进入医院、商场超市、室内会场、机场车站等环境密闭、人员密集的公共场所,乘坐飞机、高铁等公共交通工具,进入厢式电梯时。

（2）进入养老机构、社会福利机构等脆弱人群集中的场所时。

（3）出现发热、干咳、乏力、咽痛等新冠病毒感染相关症状时。

（4）近距离接触、护理新冠病毒感染者或有相关症状者时,及近期接触新冠病毒感染者后。

2. 公共交通出行有哪些注意事项

乘坐公共交通工具出行,公众应注意:

(1)全程规范佩戴口罩,口罩弄湿、弄脏、变形或损坏后应及时更换。

(2)不随地吐痰,咳嗽或打喷嚏时用纸巾或肘臂遮掩。

(3)出行途中尽量避免直接用手接触公共物品,避免用未清洁的手触摸口、眼、鼻。可随身携带免洗手消毒液或其他有效的手消毒剂。

(4)做好手卫生,如果有条件,尽可能用流动水洗手,配合使用肥皂或洗手液,认真清洁指尖、掌心、手腕各个部位。

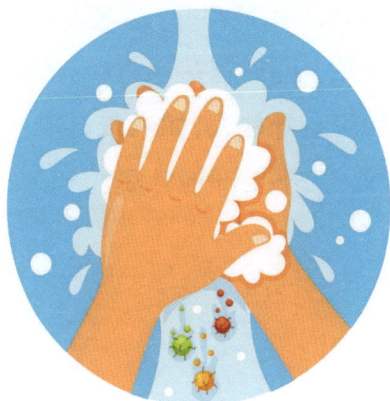

3. 远途出行应提前做好哪些准备工作

远途出行人员应合理安排出行,关注目的地疫情流行情况,尽量避免前往疫情流行水平比较高的地区。

出行前,应备足口罩、手消毒液以及消毒湿巾等防护用品,以及解热镇痛药等常用药品,同时也要关注天气变化,备足保暖衣物,防止着凉。

出行前,如出现发热、咳嗽、乏力、咽痛等症状,或抗原/核酸检测结果阳性,建议暂缓出行。

疫情流行期间,不建议老年人、孕妇、儿童等免疫力较弱人群进行长途旅行。

乘坐飞机、火车、大巴等公共交通工具以及在高速路服务区休息时,应佩戴口罩,尽量与他人保持安全距离,减少用餐次数。随时保持手卫生,咳嗽、打喷嚏时不应摘掉口罩,且应避开他人,如未戴口罩,应用纸巾遮住口鼻或用肘臂遮挡,不要随地吐痰。

4. 一直在农村生活,会不会感染 新冠病毒

　　人群对新冠病毒普遍易感。奥密克戎变异株传播力强、传播速度快。农村居民尽管一直生活在农村,仍存在与外界接触的机会,特别是节假日期间,人员流动性加大,返乡人员增多,也会有很多旅游者来往,加上节庆娱乐、聚餐聚会、走亲访友等人际交流活动,这些因素都加大了农村居民感染新冠病毒的风险。

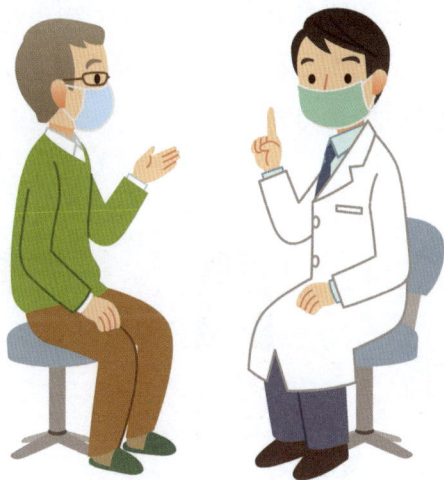

（二）预防接种

1. 没有感染过新冠病毒，也没有接种过疫苗，现在还需要接种吗

虽然我国近期经历了一场新冠病毒感染的广泛流行，当前疫情已经进入低水平流行状态，但病毒的传播并未终止，特别是随着人群免疫力的衰退、变异病毒的传入和传播，人们仍有暴露于病毒和感染的风险。因此，尚未接种或未按照国家规定的免疫程序完成疫苗接种者，都应该尽快接种疫苗。

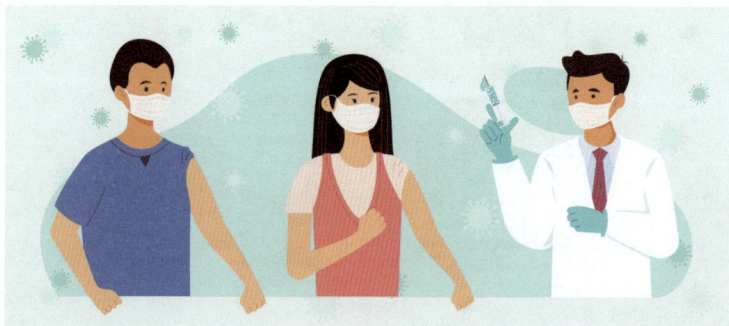

2. 面对奥密克戎变异株,年轻人是否还需要接种新冠病毒疫苗

虽然奥密克戎变异株感染引发严重疾病的风险明显降低,但与完成全程或加强免疫的人群相比,各年龄段未接种疫苗人群感染后发生重症和死亡的风险仍然较高。

因此,建议没有接种疫苗或未完成国家规定免疫程序者,无论是老年人,还是中年人、青年人,都应按照国家规定的免疫程序完成疫苗接种。

3. 完成基础免疫接种时间较长的人,现在进行加强免疫接种,是否还有效

研究表明,加强免疫接种可唤起机体的免疫记忆,有效提升和巩固预防感染和发生重症及死亡的保护效果。未完成加强免疫者,应尽快按照规定的免疫程序完成加强免疫。即便超过国家规定的接种间隔时间较长,也无须重新启动免疫程序,尽快完成后续接种程序即可。

4. 老年人除了接种新冠病毒疫苗外，冬春季还应接种哪些疫苗

老年人因感染流感病毒、肺炎球菌而发生严重疾病的风险比较高，这两种疾病都是疫苗可预防疾病。建议老年人除了接种新冠病毒疫苗外，也应接种流感疫苗、肺炎球菌疫苗，从而得到更好的保护。

5. 本次广泛感染凸显了老年人接种疫苗的重要性，老年人应如何接种疫苗

在本次新冠病毒广泛感染的过程中，一方面老年人发生重症和死亡的风险高于年轻人，另一方面，未接种疫苗的老年人发生重症和死亡的风险高于已接种疫苗的老年人，进一步证明了老年人健康的脆弱性，因此，老年人更需要接种疫苗得到保护。没有感染且没有完成国家规定免疫程序的老年人应尽快完成基础免疫和加强免疫接种；已感染新冠病毒但未完成基础免疫的老年人仍应按照国家规定的接种方案进行补种。

6. 在疫苗接种中，患基础疾病、免疫功能低下人群是指哪些人

　　基础疾病包括慢性呼吸系统疾病、慢性心血管病（含高血压）、慢性肾脏疾病、慢性肝脏疾病（包括肝硬化等）、接受胰岛素或药物治疗的糖尿病、血液病（除外贫血）、免疫功能低下疾病（含正在治疗或姑息治疗的恶性肿瘤）、正在接受类固醇等药物治疗并使免疫受到抑制的疾病、神经系统疾病或神经肌肉疾病导致身体功能衰退（呼吸障碍等）、染色体异常疾病、严重精神疾患等。

　　世界卫生组织建议，对于新冠病毒疫苗接种，免疫功能低下者主要指免疫力处在损害状态的和接受免疫抑制治疗的人群，包括恶性肿瘤患者、器官或骨髓移植患者、免疫缺陷者、人类免疫缺陷病毒（HIV）感染者和使用免疫抑制剂者。

7. 受疫情影响,孩子没有及时接种免疫规划疫苗,应该怎么办

如果家长发现孩子漏种了国家免疫规划所列的疫苗,应尽快去接种单位进行补种。各种疫苗的补种都有相关的规定,请咨询当地接种单位。

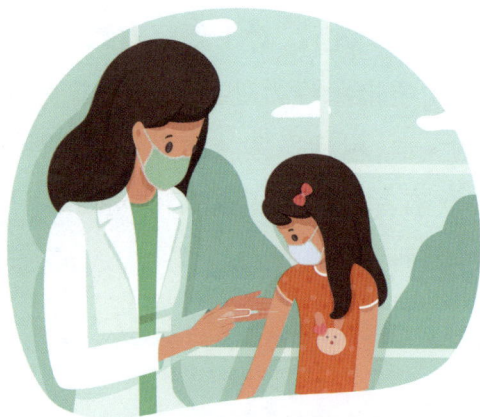

（三）诊断与治疗

1. 哪些情况下，新冠病毒感染者应及时就医

新冠病毒感染者如出现以下情况，应及时就医：

（1）居家期间出现明显呼吸困难或气促症状，如轻微活动即感觉到呼吸费力，严重时张口呼吸、鼻翼扇动、口唇发紫，须停止活动，尽量保持情绪稳定，有条件时吸氧，测量血氧饱和度，当血氧饱和度发生明显下降时，应及时就医。

（2）新冠病毒奥密克戎变异株感染者发热时间一般为 1~3 天，若居家治疗后体温持续高于 38.5℃，超过 3 天，可就近前往发热门诊就诊。如患者出现咳嗽加重伴有呼吸困难，应及时前往医院就诊。

（3）急性心脑血管病或慢性并发症，高血压，糖尿病血糖控制不好，慢性阻塞性肺疾病急性加重，肾功能不全如尿毒症期，肿瘤化疗或使用细胞毒性药物引起粒

细胞减少、精神疾病等基础疾病患者,感染新冠病毒同时出现原发疾病明显加重时,应及时就医。

(4) 儿童感染新冠病毒后如出现嗜睡、持续拒食、喂养困难、持续腹泻或呕吐、精神异常、肢体抽搐等情况,应及时就医。

(5) 孕妇感染新冠病毒后,应每日自行监测体温及症状变化,如出现剧烈头痛、头晕、心慌、憋气等症状,或出现腹痛、阴道出血或流液、胎动异常等情况,应及时前往定点产前保健医院或急诊就诊。

(6) 居家治疗人员应保持正常人际沟通,出现心理问题应及时寻求心理专业人员的帮助,患精神、心理疾病的感染者应在有人陪护的情况下进行居家治疗。

(7) 免疫缺陷人群如器官移植患者、淋巴瘤等肿瘤患者,感染新冠病毒康复后再次出现发热或呼吸困难时,应及时就医。

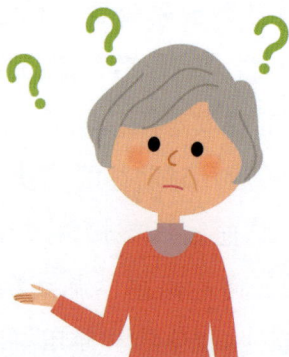

2. "白肺"的形成原因是什么

"白肺"是肺部影像学表现的一个口语化描述。肺脏进行气体交换的基本结构是肺泡,肺泡里面充满空气,进行 CT 或 X 线检查时,射线穿过肺泡和气体,在影像照片中显示为黑色。当感染引起肺泡炎症时,肺泡会被渗出液和炎性细胞所填充,射线不能穿透肺泡,在影像照片中显示为白色。此时,肺泡失去气体交换的功能,患者出现憋喘、呼吸加快等缺氧表现。所以"白肺"是肺泡内渗出物的影像学表现,并不是肺脏实体颜色变成了白色。随着渗出液的吸收、炎症的消退,肺部影像学表现白色区域随着炎症消散逐步恢复为黑色区域,意味着空气重新进入肺泡内。并不是只要肺部出现炎症就都叫"白肺","白肺"是比较严重的肺炎表现,一般来讲,肺部炎症重、渗出多时,白色影像区域面积达到70%~80%,在临床上口语化称为"白肺"。

不仅是新冠病毒,多种呼吸道病原体都可以引发肺部炎症,如呼吸道合胞病毒、流感病毒、军团菌等,严重时都可能出现"白肺"的表现。

3. 治疗新冠病毒感染有"特效药"吗

到目前为止,尚没有治疗新冠病毒感染的"特效药",临床上使用的药物主要用于对症治疗和抗病毒治疗。

对症治疗可以减轻一些症状,控制病情发展,降低转为重症的风险。抗病毒药物只是抑制病毒复制,并不能根除病毒,如大家常说的"小分子特效药",这类药的治疗窗口期比较窄,仅在感染后5天内有效。

4. 治疗新冠病毒感染的抗病毒药物有哪些

新冠病毒的传染性强,复制能力强,抗病毒药物主要通过抑制病毒的复制、阻止病毒进入人体细胞发挥治疗作用,减轻病毒对各器官的伤害。

国内可获得的药物有:奈玛特韦和利托那韦的组合包装,使用方法为每天2次,每次3片,疗程为5天;阿兹夫定片,每天1次,每次5片,疗程不超过2周;莫诺拉韦胶囊,每天2次,每次2片。还有最近新批附条件上市的2种药物:先诺特韦片/利托那韦片组合包装、氢溴酸氘瑞米德韦片。以上药物需要由专业的医生开具处方,指导使用。

很多抗新冠病毒药物仍处于研发阶段,临床研究数据不断增加,将来还会有新的抗病毒药物上市供医患选择。

5. 感染新冠病毒后是否都需要进行抗病毒治疗

并非所有的新冠病毒感染者都需要使用抗病毒药物,绝大部分感染者通过自身免疫发挥抗病毒作用康复,仅需要使用一些对症治疗药物如退热药、止咳药等。

新冠病毒感染的重型或危重型的高风险人群应进行抗病毒治疗,如:

(1) 年龄大于 65 岁,尤其是未全程接种新冠病毒疫苗者。

(2) 有心脑血管病,慢性肺部疾病,糖尿病血糖控制不佳,慢性肝脏、肾脏疾病,各类肿瘤放化疗或使用药物治疗阶段,血液透析等患者。

(3) 免疫功能缺陷患者如艾滋病患者、长期使用激素或免疫抑制药物治疗的患者。

专业医生通过对患者基础疾病情况、疾病进展风险以及核酸检测 Ct 值等进行评估,综合判断抗病毒药物是否可以使患者受益,从而决定抗病毒治疗的时机。

6. 治疗新冠病毒感染的抗病毒药物可以预防感染吗

治疗新冠病毒感染的抗病毒药物不能用于预防感染,主要用于早期治疗。

高龄老年人,尤其是有基础疾病、未接种疫苗的高龄老年人,属于高风险人群,出现症状要早发现早干预。一些口服的抗新冠病毒小分子药物,可以在发病或感染明确诊断后尽早使用,一般在 5 天内使用。这些小分子药物与不少其他药物存在相互作用,也存在一些副作用,因此务必在医生指导下使用。此外,研究显示,这类药物不能用于预防性治疗,对重症患者的效果也不明显。

7. 为什么不能自行服用治疗新冠病毒感染的抗病毒药物

尽管新冠病毒感染重症高风险人群早用抗病毒药物有一定效果,但抗病毒药物本身也存在一些不良反应和副作用。抗病毒药物和一些治疗慢性病日常使用的药物存在相互作用,影响药物疗效,增加肝肾负担,自行服用风险很大。

（四）感染后康复

1. 什么是"长新冠"

世界卫生组织将"长新冠"定义为疑似或确诊感染新冠病毒者，出现无法用其他诊断解释的症状，通常出现在新冠病毒感染发病后 3 个月左右，持续至少 2 个月。常见症状包括疲劳、呼吸急促、失眠等。

2. 新冠病毒感染康复期出现呼吸急促怎么办

新冠病毒感染后出现呼吸急促很常见。疾病本身或因疾病导致的体力下降，都容易引起呼吸急促。呼吸急促会让人感到焦虑，反过来又会加重呼吸急促。因此，应保持冷静并学会管理呼吸急促的最佳方法。

- -

在耗费体力时(例如爬一段台阶)出现呼吸急促很正常,但气促应该在休息几分钟后有明显缓解。虽然,伴随身体逐渐康复或活动量逐渐增加,呼吸急促的症状应该有所改善,但以下姿势和技巧可以帮助大家缓解呼吸急促问题:

(1) 缓解呼吸急促的体位

1) 俯卧位:腹部向下趴平可以帮助缓解呼吸急促,虽然并不适合每一个人,但值得尝试。

2) 斜坡侧卧位:用多个枕头支撑身体上部及头颈部侧卧,膝盖微微弯曲。

3) 前倾坐位:坐在一张桌子旁,腰部以上前倾,头颈趴在桌面的枕头上,手臂放置于桌上。也可以尝试不使用枕头,直接趴在手臂上。

4) 前倾坐位(面前无桌子):坐在椅子上,身体前倾,手臂放置于膝盖或椅子扶手上。

5) 前倾立位:立位,身体前倾,伏于窗台或其他稳定的支撑面上。

6) 背部倚靠立位:背靠墙壁,双手置于身体两侧,双足距墙约 30cm,微微分开。

(2) 呼吸技巧

1) 控制呼吸法:有助于放松和控制呼吸。

● 舒适坐位并有充分的支撑。

● 将一只手放置于胸前,另一只手放在腹部。

● 仅当闭眼有助于放松时,可以闭上双眼(否则保持睁眼)并关注呼吸。

● 缓慢用鼻子吸气(当无法用鼻子吸气时可以用口吸气)然后从口呼出。

● 当吸气时,应该会感觉到放置在腹部的手比放在胸部的手起伏更大。

● 尝试尽可能让呼吸变得缓慢、放松而流畅。

2) 节奏呼吸法:当需要进行较大体力活动或导致呼吸急促的活动(如爬楼梯或爬坡)时可采用本方法。切勿急躁,可以适当休息。

● 尝试将某项活动分解成多个更小的活动,使其完成起来更轻松,而不会在完成后感到疲倦或喘不过气。

● 在需要费力进行某项活动(比如上一级台阶)前先吸气。

● 在用力时呼气,比如爬上一级台阶过程中。

● 用鼻吸气和用口呼气会有所帮助。

3. 新冠病毒感染康复期出现味觉、嗅觉减退怎么办

如果出现嗅觉或味觉减退,建议进行以下尝试:

(1)每天刷牙两次,保持口腔卫生。

(2)进行嗅觉训练,包括每天闻柠檬、玫瑰、丁香等,一天 2 次,每次 20 秒。

(3)试着在食物中添加香草和香料,如柠檬汁、新鲜的香草,但应谨慎使用,避免加重胃反流。

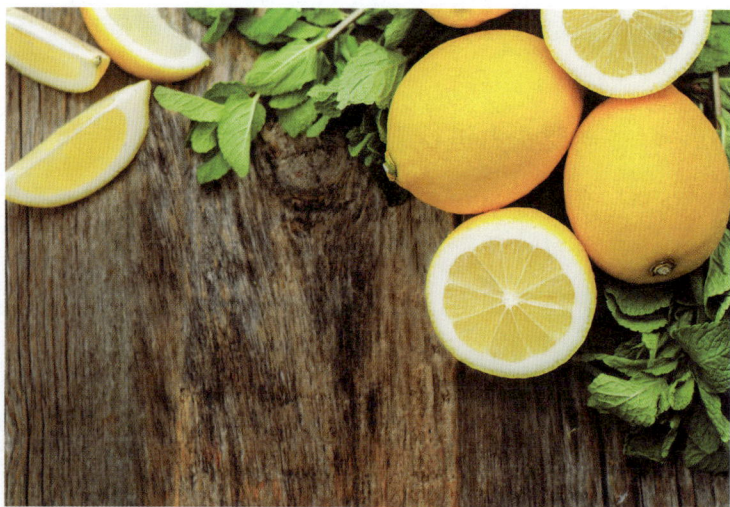

4. 新冠病毒感染康复期总感觉疲劳怎么办

疲劳是新冠病毒感染康复期患者最常见的表现,通常被描述为一种全面的身体和精神疲倦感。

身体疲劳:全身感到沉重,即使是小的动作也要耗费巨大体力。

精神和认知疲劳:难以思考、集中注意力或接受新信息,记忆和学习受到影响。即使是最基本的选词和解决问题也变得困难。

通过以下方法可以改善疲劳:

(1)保持节奏:这是一种在不加重症状的情况下帮助避免崩溃和管理活动的策略。制订的计划应具有灵活性,保证在力所能及的范围内做事,避免"过度疲劳"。随着体力的增强和症状的改善,可以有控制地逐渐提高活动水平。

通过保持活动节奏,确保活动与目前的能力相符,以有规律、可控的方式让身体和头脑逐渐恢复。

首先要思考能做多少活动而不至于有崩溃或加重的风险。重要的是不要把自己与其他人或自己以前能做多少事相比较。由此,可以设定一个活动的基线,作为每天可以安全进行的活动量。

(2)确定优先次序:当体力水平低下时,可能需要确保将能量用于最重要的活动上。确定出哪些是一天中最必要的活动,即哪些任务是"需要"完成的,哪些是"想"做的,哪些活动可以在其他时间进行,哪些活动可以由其他人协助完成。

(3)计划:在制订日计划或周计划时,如果可能,将活动分散开来,而不要试图在一天内完成所有活动。在体力水平处于最佳状态时完成高能量任务。对某项活动进行分级,使其不必一次完成,例如先打扫一个房间,而不是一次性打扫整个房子。

与制订活动计划同样重要的是制订休息和放松时间表,保证有"充电"的时间。可根据需要在一天中计划多次休息时间。

建立活动日记或每日计划,有助于把握自己的节奏,并优先考虑想要并需要做的事情。可能需要进行多次尝试才能安排到满意的程度,但是,一旦找到了恰当水平,应保持一段时间再增加活动量。

5. 新冠病毒感染康复期,该如何恢复运动

新冠病毒无症状感染者应停止运动 7~14 天,有症状者通常应在症状消失 7~14 天后才能恢复运动。对于疑似或证实患心血管病者,建议停止运动 3~6 个月,或根据医生建议恢复运动。

运动的主要原则是循序渐进、量力而行、因人而异。应以有氧运动为主,可以步行、慢跑或打太极拳等。若能在运动中自由交谈,则为合适的有氧运动。运动时应注意以下问题:①清晨静息心率不高于前一日,自我感觉良好;②如果在静息或运动中出现呼吸困难、关节痛、淋巴结肿大、胃肠道症状(例如腹泻),休息时心率增加或剧烈咳嗽,则不建议运动;③注意做好运动前的准备和运动后的放松活动,避免运动中和运动后受凉;④保证适当的营养补充。

感染后长期住院或居家养病者也可采用世界卫生组织 5 个阶段恢复运动计划建议,每个阶段至少保持 7 天才能进入下一阶段。第一阶段:准备阶段,如呼吸练习、慢走、拉伸和平衡练习;第二阶段:低强度活动,如散步、家务/园艺工作;第三阶段:中等强度活动,如快走、

上下楼梯、慢跑等;第四阶段:有一定协调性的中等强度活动,如跑步、骑自行车、游泳和舞蹈课;第五阶段:恢复感染前的正常活动水平。

6. 新冠病毒感染康复期出现压力大、焦虑、抑郁和失眠问题该怎么办

新冠病毒感染康复期常感到压力大、焦虑(担心恐惧)或抑郁(情绪低落、悲伤),尤其是在身体不适的情况下,可能会产生与生存问题相关的负面想法或感受,可能会因无法用所希望的方式恢复日常活动或工作而感到沮丧。

放松将有助于在康复过程中节省有限的精力,帮助控制焦虑,改善心情。学会放松的基础技巧有:轻缓呼吸并问自己一些问题,慢慢地独自思考答案,每个问题至少专注思考 10 秒。

需要注意的是,很多症状是康复期的正常问题,担心和忧虑往往会加重症状。例如,如果专注于头痛问题,可能会更加头痛。

此外,症状通常是相互联系的,一种症状加重会导

致另一种症状的加重。例如感到疲劳,注意力就会受到影响,进而影响记忆力,随后会增加焦虑感,进而加重疲劳感,成为一个恶性循环。因此,某方面的改善也会导致另一方面的改善。

以下一些简单做法会有所帮助:

(1)保证充足的优质睡眠

● 保证有规律的入睡和起床时间,如必要,可使用闹钟叫醒。

● 确保所处的环境没有让人分心的事物,例如过强的光线或噪声,尝试在睡前1小时停止使用手机和平板电脑等电子设备。

● 尽可能减少尼古丁(例如吸烟)、咖啡因和酒精的摄入。

● 尝试帮助入睡的放松技巧。

(2)学习放松技巧。例如冥想、正念减压疗法、意念或可视化导引、沐浴、芳香疗法、打太极拳、做瑜伽和听音乐等。

(3)保持社交。社交对精神健康很重要。与他人交谈有助于减轻压力、获得支持。

(4)健康饮食,尽可能逐渐恢复日常活动或爱好可改善情绪。

三、重点人群篇

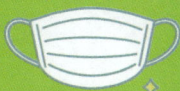

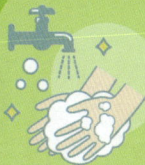

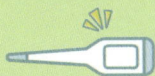

（一）老年人

1. 为什么老年人感染新冠病毒后容易发生重症

随着年龄的增长，老年人抵抗力下降，且常患有一种或多种慢性病，感染新冠病毒会使原有慢性病加重，而且更容易引发并发症。因此，老年人感染后更容易发生重症，并且治疗难度增大，住院和死亡风险升高。

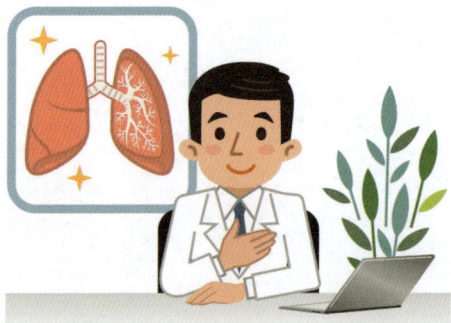

2. 老年人感染新冠病毒后有哪些不典型症状

老年人感染新冠病毒后临床表现经常不典型，常以没胃口、没精神、疲惫乏力为首发症状，也可能出现心慌胸闷、呼吸困难、容易跌倒、交流困难、卧床不起、尿失禁、神志不清等全身问题。还有一些老年人指氧饱和度已经很低，但没有什么异常表现或仅表现为嗜睡等。另外，部分老年人感染后表现为原有慢性病加重，如慢性阻塞性肺疾病患者咳嗽的次数增加、痰量增多，高血压患者血压降不下来，糖尿病患者血糖增高等。

3. 老年人感染新冠病毒后一定会发热吗

不是所有老年人感染新冠病毒后都会发热，有些老年人并不发热，甚至出现低体温（<35℃），是否发热及发热程度与病情严重程度不直接对应。

4. 为什么有些老年人没有明显感觉不舒服，病情却很重

老年人身体反应迟钝，自我感觉不明显，比如有些老年人明明已经发热了，自己却没有察觉；有些已经出现肺炎了，但并没有发热、咳嗽咳痰、呼吸困难等症状，去医院就诊时病情已经很重了。

有些老年人抵抗力较差，同时又合并高血压、冠心病、慢性肺部疾病、糖尿病、肝炎、尿毒症等慢性病，心脏、肺脏、肝脏、肾脏等重要器官功能下降，也可导致感染新冠病毒后病情进展快。

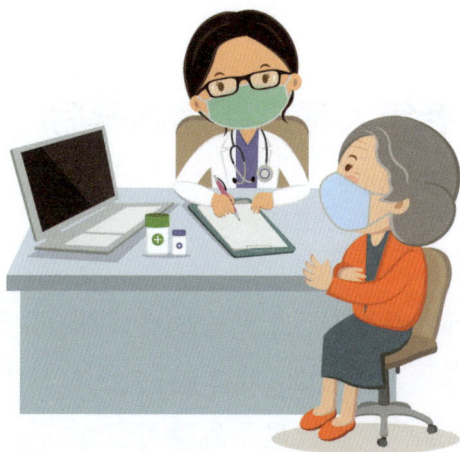

5. 什么是"沉默性缺氧"

有些老年人对缺氧不敏感或已经耐受,身体已经处于明显的缺氧状态,指氧饱和度不到93%,甚至低于80%,却没有呼吸困难、胸闷等缺氧症状,这种现象称为"沉默性缺氧"。"沉默性缺氧"好发于老年人和有基础病的患者,通常病情较重,若未及时接受正规治疗,可能因严重缺氧导致全身多器官功能衰竭而危及生命。因此,居家老年人应监测指氧饱和度,一旦出现指氧饱和度≤93%,应及时就医,多数患者经过正规的积极治疗,能恢复正常的血氧水平。

6. 居家老年人感染新冠病毒后如何做好病情观察

(1) 观察新冠病毒感染相关症状:老年人基础疾病多,部分老年人感染新冠病毒后症状不典型,应做好健康监测,注意观察有没有发热、咽干、咽痛、流涕、鼻塞、咳嗽、呼吸困难、腹泻、嗅觉味觉改变、精神变差、食欲下降、大小便异常等情况；如果有上述症状，关注严重程度有没有变化，如果逐渐减轻可继续居家康复，如果进行性加重则应及时就医。

（2）观察体温：如果没有发热，建议每天早、晚各测量 1 次体温；如果出现发热，每天应根据情况多次测量体温。

（3）观察指氧饱和度：指氧饱和度用来反映血液中氧气的浓度，正常人应维持在 95% 以上。建议每天监测静息及活动后指氧饱和度，如手温度较低，建议适当活动手指后进行测量。

（4）观察原有慢性病相关症状：例如患高血压或冠心病的老年人应每天监测血压、心率或脉搏，以及有无胸闷、胸痛、心慌、头晕、头痛等症状；患糖尿病的老年人应监测快速血糖，空腹和餐后每天各 1 次，如果连测 3 天血糖稳定可降低监测频次，如果血糖不稳定、有病情变化或新加药物可增加监测频次，必要时随时测；患慢性肺部疾病的老年人应监测呼吸频率，注意有无胸闷、咳嗽、呼吸困难等症状。

7. 家属或照护者如何警惕老年人新冠病毒感染的重症风险

由于老年人感染后可能不出现典型症状，或无法清楚地描述症状，在新冠病毒感染的高流行期，家属或照护者应密切观察老年人的日常表现，出现没胃口、没精神、交流困难、活动减少甚至卧床不起、尿失禁、神志不清以及原有慢性病加重等，都要怀疑新冠病毒感染的可能，争取尽早发现异常并及时就诊，避免发展为重症。

8. 老年人不出门就能预防新冠病毒感染吗

老年人即便不出门，也有可能感染新冠病毒。只要家里有其他人外出就可能把感染的风险带回家，尤其是家人为无症状感染者，看似很正常，老年人一旦接触就可能被传染。老年人也有社交需求，长期闭门不出会对老年人的身心健康造成影响。因此，疫情期间老年人应减少外出，但不是不出门。老年人外出时应做好防护，如戴口罩，注意手卫生，回家后务必认真洗手等。

9. 老年人出现咳嗽、发热是否可以居家对症用药

　　老年人感染新冠病毒后如果精神状态尚可，出现咳嗽、发热可以考虑居家对症用药。体温在 38℃ 左右时，可以通过适当多饮水、物理降温、服用抗感冒药等方法退热，改善鼻塞、流鼻涕、打喷嚏等上呼吸道症状。当体温高于 38.5℃ 时，或体温未升至 38.5℃，但有明显全身不适、感到痛苦、影响休息时，可使用解热镇痛药退热止痛。咳嗽是新冠病毒感染的常见症状，出现咳嗽时，不要过于紧张焦虑。轻度咳嗽可以不用治疗。当出现严重咳嗽、痰多或痰咳不出，影响正常生活和睡眠时，可适当选择止咳祛痰药物治疗。

　　如果经药物治疗体温仍持续高于 38.5℃ 超过 3 天以及咳嗽症状加重并出现呼吸困难，应尽快就医。

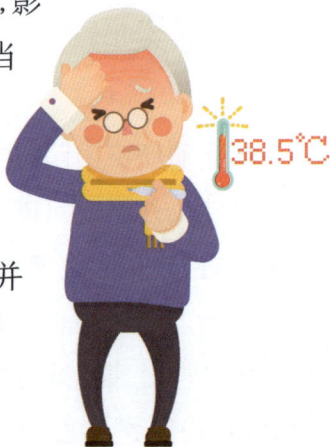

10. 患慢性病的老年人感染新冠病毒后需要注意什么

（1）患糖尿病的老年人：患糖尿病的老年人更应积极监测空腹及餐后血糖，及时增减饮食及降糖药物，最好咨询医生调整。

（2）患高血压病的老年人：发热、疼痛、情绪变化等因素可能引起血压波动，应在感染期间每天监测血压，早晚各测量一次。如果血压波动较大，应及时就医。

（3）患心脑血管疾病的老年人：患心脑血管疾病的老年人，感染新冠病毒后不仅容易出现复发和病情恶化，而且容易出现并发症，更需要重视。应坚持日常用药，避免漏服和停药。密切监测并控制好血糖、血脂、血压等高危因素，定期随诊或远程咨询医生。服用解热镇痛药物时，应密切观察是否出现肠胃不适、黑便或小便发红等情况，如有异常及时就医。

（4）患慢性肺部疾病的老年人：有慢性肺部疾病（如支气管哮喘、慢性阻塞性肺疾病、支气管扩张等）的老年人，应保持呼吸道通畅，积极排痰，不应改变常规治疗。每天密切监测指氧饱和度，若指氧饱和度≤93%或较以前有所下降或原有症状明显加重，需要及时就医。

11. 老年人感染新冠病毒后在用药方面有哪些注意事项

老年人往往基础疾病较多,也是感染新冠病毒后发生重症的高危人群。感染新冠病毒或出现并发症后服用的抗病毒药、感冒退热药、抗生素等与基础用药加到一起,容易出现多重用药,增加药物相互作用和不良反应的风险。

老年人感染新冠病毒后如何服药是一个复杂的问题,既不能随便停药、增减药物,也不能将治疗多种疾病的药物机械地累加在一起。尤其是抗病毒药物与多种药物有相互作用,且对肝肾功能有一定负担,需要严格遵循医生指导服用。感冒退热药、抗生素等由于有胃肠道刺激,应饭后服用;中药和西药应分开服用;服药时核对药物避免错服或漏服;餐前药和餐后药按医嘱服用,不要随意更改,以保证药效;就诊时应全面提供病情和所有用药信息,方便医生和药师掌握详细信息后确定最优治疗方案,争取在取得最佳疗效的同时,避免多重用药的危害。

12. 老年人感染新冠病毒后如何保证充分的营养

老年人感染新冠病毒后容易发生营养不良,影响恢复,应科学膳食,保证充分的营养。

(1)增加食欲:老年人新冠病毒感染期或康复期常常胃口不好,食欲减退,进食前可口含酸梅等增加食欲;家人应尊重老年人的饮食喜好,准备多种老年人爱吃的饭菜,帮助老年人增加食欲;适当活动也能增加食欲。

(2)选择容易消化的食物:尽量选择软烂、易消化的食物,如无刺的鱼肉、肉泥、细软的米饭、面条、稀粥、蒸软的蔬菜等。

(3)少量多餐、充分饮水:注意每餐不要吃得过饱,可在两餐间增加水果、酸奶等;少量多次饮水,如果出汗多或腹泻、呕吐,应补充含有电解质如钠、钾、氯等功能饮料,或口服补液盐、淡盐水等。

(4)合理搭配,食物多样化,保证优质蛋白:保证每天能量充足,除主食外,特别需要注意优质蛋白质的补充,比如瘦肉、鸡蛋、奶及奶制品等,多吃新鲜蔬菜和水果。若食物不能达到营养要求,或无食欲、备餐不方便,可选择使用方便、营养素均衡及容易消化吸收的口服营养制剂,做餐食部分补充。

(5) 有些卧床老年人肠胃蠕动缓慢、消化能力差,若出现便秘可多吃蔬菜和水果,适当添加杂粮、杂豆等(一般粗细粮按 1∶3 搭配),同时多饮水助润肠通便,必要时可辅助应用开塞露或通便药物等,切忌长时间大便不通,影响老年人身心健康。

如果采取以上措施后老年人的膳食营养问题仍未改善,应及时就医,避免长期进食和饮水不足引起营养不良、脱水、电解质紊乱等更严重的情况。

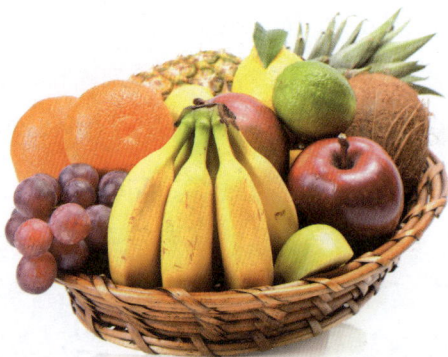

13. 老年人感染新冠病毒后怎样才能尽快康复

老年人感染新冠病毒后,除了要积极放松心态、保证营养、接受规范治疗和照护,还应及早进行各器官的功能康复训练,尽快康复,减少后遗症的发生。

如果感觉呼吸困难,可通过俯卧位、前倾坐位、前倾立位、背部倚靠立位等体位缓解症状;也可以通过腹式呼吸联合缩唇呼吸法控制和放松呼吸,具体做法:用鼻吸气,腹部在吸气过程中缓慢外凸;用嘴慢慢呼气,腹部在呼气过程中缓慢内凹。

如有味觉、嗅觉减退,应保持口腔卫生,增加食物中的酸味或香味,如每天闻柠檬,酌情进食辣椒、柠檬汁等,达到训练味觉、嗅觉的目的。

虽然在新冠病毒感染急性期不建议剧烈运动,但体能好转后老年人可在耐受范围内进行循序渐进的身体活动。心血管疾病患者建议在医生评估指导下运动。

对于感染前已患认知障碍疾病者尤其要加强照护,防止认知功能进一步恶化。必要时到医院认知专科或记忆门诊就诊,接受专业认知康复训练。

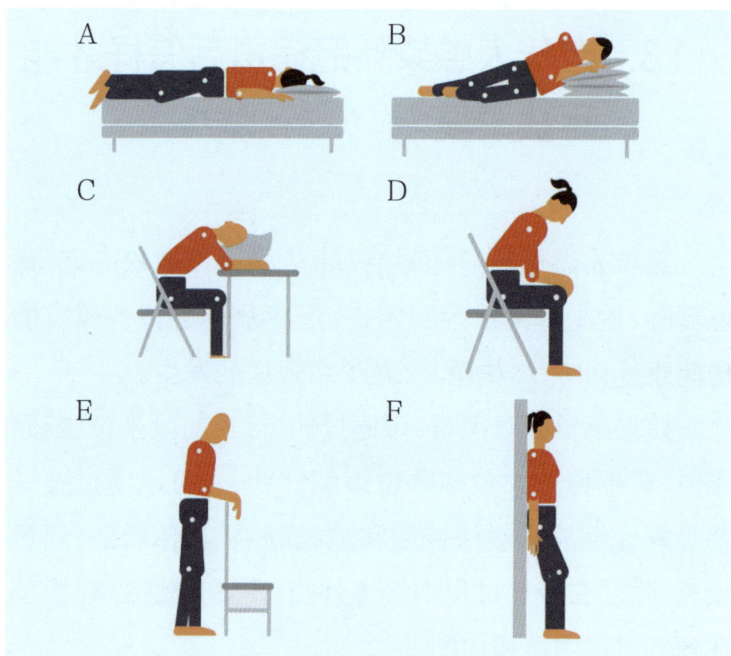

缓解呼吸困难体位法

资料来源:世界卫生组织欧洲代表处. 康复指导手册:COVID-19 相关疾病的自我管理. WHO/EURO:2021-855-40590-62244.

日常生活中,老年人应进行适当的社交活动,积极与亲友沟通,放松心情;保持生活规律及昼夜节律;营造良好的睡眠环境,避免下午或晚上喝咖啡和茶等刺激性饮料,睡前尽量不讨论或做容易兴奋的事情,减少或避免看手机等电子设备。

14. 老年人感染新冠病毒后,如何防止跌倒

感染新冠病毒后,老年人因为虚弱乏力、头晕、频繁如厕、肌肉无力、药物的镇静副作用以及环境改变等,跌倒的风险增加。跌倒可能导致严重损伤,包括髋部骨折、严重软组织创伤甚至死亡,需要积极预防。

建议去除居室内的障碍物,保持地面清洁干燥;拐杖、助步器等助行装备和常用物品应放在随手可及的地方,如厕所的手纸应放在前方近处;房间光线足够明亮;衣裤长短适宜,鞋子合脚防滑,穿脱方便;较长时间卧床或坐位后站起来时,应缓慢,必要时有人搀扶,防止体位突然变化引起直立性低血压;到陌生的地方,应该先熟悉环境,必要时需有人陪护;镇静催眠药物应在医生的指导下谨慎服用,服药期间尤其注意起夜时加强防护;洗澡时避免水温过高或过低,洗澡时间不宜太长,必要时坐浴或擦浴,最好有人监护。

15. 如何缓解老年人对新冠病毒感染的焦虑

面对疫情出现适度的焦虑情绪反应是很正常的事情,老年人要接纳自己适度的焦虑情绪才能放松下来。保证优质的睡眠和适度社交也很重要。健康饮食、规律的日常活动、积极的兴趣爱好均有助于舒缓紧张焦虑的情绪。适度观看具有公信力的媒体发布信息,避免在一天中较脆弱的时候(如睡前 1 小时)将自己暴露在过多的负面信息中。

建议学习一些放松技巧来缓解焦虑,如世界卫生组织推荐的"12345 步"基本放松法,轻缓呼吸并问自己:

(1)我能尝到的 1 种味道是什么?

(2)我能闻到的 2 种气味是什么?

(3)我能听到的 3 种声音是什么?

(4)我能感受的 4 种感觉是什么?

(5)我能看到的 5 种东西是什么?

若采取以上措施,焦虑仍未缓解,建议请求医生帮助。如果被诊断为焦虑症也不必惊慌,只要到正规医院诊治,通过心理干预或服用抗焦虑、抗抑郁类的药物等手段进行缓解,绝大部分患者都可以消除心理恐惧及焦虑。

16. 老年人感染新冠病毒康复后还需要接种疫苗吗

如果老年人近期感染过新冠病毒，暂时不需要接种新冠病毒疫苗。原则上接种新冠病毒疫苗应与感染时间间隔 6 个月以上。"阳康"后的老年人还需要考虑整体健康状态、基础疾病、日常服用药物、疫苗种类等因素，综合权衡疫苗接种的获益与风险。具体可征求医生的建议。

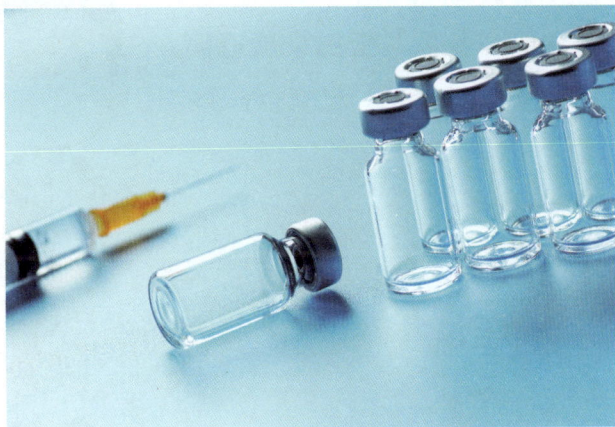

（二）儿童

1. 儿童感染新冠病毒后有哪些表现

　　儿童感染后的症状和多数病毒所致呼吸道感染的症状相似,以发热、咳嗽、流涕、咽部不适或咽痛、鼻塞等为主要表现,也可伴有喘息、肌肉酸痛、呕吐、腹泻、乏力等症状,少数儿童可能发生热性惊厥或出现声音嘶哑、犬吠样咳嗽等喉炎表现,极少数儿童可能出现意识障碍等脑病表现。多数儿童感染新冠病毒后,热程持续2~3天,病程3~5天。

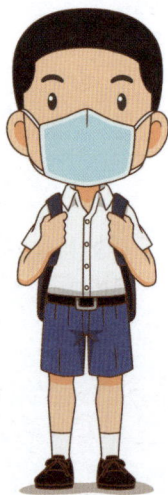

2. 预防儿童感染新冠病毒应注意哪些问题

预防儿童新冠病毒感染,应注意:

(1) 接种疫苗:适龄儿童如果没有禁忌证,应及时接种疫苗;目前暂无针对3岁以下儿童的新冠病毒疫苗接种建议。儿童感染新冠病毒,绝大多数是家庭聚集性发病,提倡与低龄儿童共同居住者积极接种疫苗,间接保护儿童。

(2) 做好家长自身和孩子的防护:教育孩子养成良好卫生习惯,勤洗手、戴口罩、不随地吐痰、保持咳嗽喷嚏礼仪等;家中定时通风;如家中有感染者,做好孩子的防护;外出时,可以准备口罩、免洗手消毒液或凝胶,或含酒精的消毒湿纸巾等物品,以备途中使用;尽量避免带孩子到人群聚集的地方;乘坐公共交通工具时,正确佩戴口罩,做好家长和孩子的手卫生,不要让孩子乱摸,尤其要避免用不洁净的手触摸眼、口、鼻等;外出回家后,应先洗手、洗脸、换衣服。

(3) 儿童应规律作息,保证充足睡眠,合理膳食,营养全面,多吃水果蔬菜,多喝水,加强锻炼;加强亲子沟通,保持好心情。

3. 儿童感染新冠病毒后，出现哪些症状时要及时送医

儿童感染新冠病毒后，家长一定要关注儿童的精神状况，如果儿童精神差、嗜睡，或哭闹不安、难于安抚，出现呻吟，甚至出现精神状态改变、意识障碍或抽搐等，都要及时送医。

另外要注意观察儿童的呼吸情况，如果呼吸增快，出现喘息甚至发憋；或出现声音嘶哑、犬吠样咳嗽，甚至无法发声；或出现呼吸费力，如鼻翼扇动，点头样或耸肩样呼吸，口唇青紫，面色苍白或发灰等情况，应尽快送医。

儿童出现以下情况，也应及时送医：①喂养困难甚至拒食；②频繁呕吐、腹泻，或出现尿量减少等脱水征象；③出现超高热（≥41℃），或持续高热不退，或发热时间超过 3 天；④发热伴有新发皮疹。

4. 儿童"阳康"后，如何恢复运动

适度的体育锻炼有助于增强儿童免疫力、促进生长发育。儿童感染新冠病毒康复后，身体需要休整和调节，才能逐步恢复至病前状态，因此建议儿童"阳康"后运动要循序渐进，不要马上开始频繁或高强度的运动。

"阳康"之初，可以室内活动为主，如亲子游戏等，然后逐步过渡到户外活动。家长可根据本地区的气候情况和儿童的年龄、体质等具体情况，逐渐增加儿童户外运动的时长和强度，以儿童能耐受且无不适为宜，不要强求。户外运动可从散步和做游戏开始，逐步过渡至骑自行车、踢毽子、跳绳、玩轮滑等，时间可从每天半小时逐渐增加至 1 小时。建议儿童"阳康"4 周后再开始高强度运动，如跑步、踢足球、打篮球等。

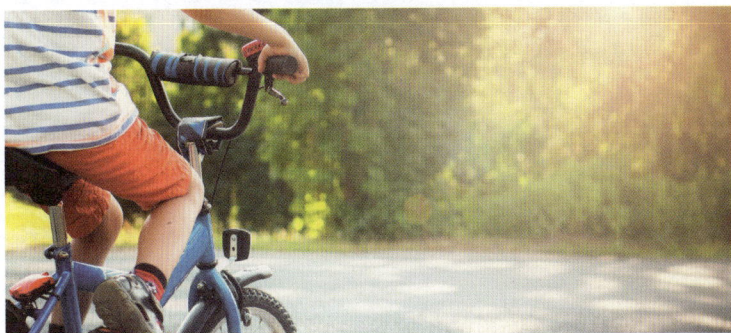

5. 哺乳期女性感染新冠病毒后还能母乳喂养吗

目前,尚未发现新冠病毒可以通过母乳进行传播,哺乳期女性如感染新冠病毒,可以继续母乳喂养。

哺乳期女性感染新冠病毒后,如果身体允许而且没有母乳喂养的禁忌证,建议继续母乳喂养。喂养时,建议母亲规范佩戴 N95 口罩,认真清洁双手和乳房后再哺乳。

哺乳期女性感染新冠病毒期间,如果因身体状况不适而无法完成母乳喂养,可挤出母乳由其他人代为哺乳。母亲吸奶或挤奶前应该彻底清洁双手和所有哺乳用具,佩戴 N95 口罩,喂养后应彻底消毒奶瓶等哺乳工具。

无论哪种形式的喂养,都要注意喂养者的手卫生,以及哺乳器具和其他接触婴儿的物品的消毒,避免污染。

（三）孕产妇

1. 孕产妇是否更容易感染新冠病毒，感染后发生重症的风险是否更高

孕产妇感染新冠病毒的风险和普通人群接近，感染后出现的症状也和普通人群类似。未完成新冠病毒疫苗全程接种，高龄，肥胖，合并哮喘、高血压及糖尿病等疾病的孕产妇，感染新冠病毒后发生重症的风险更高。此外，妊娠晚期、分娩期、产后72小时内，由于循环系统的生理性变化，病情有进一步加重的可能性，应提高警惕。

2. 孕产妇感染新冠病毒后有哪些症状

孕产妇和普通人群一样，感染后的症状一般包括发热、咳嗽、咽干、咽痛、流涕、肌肉痛等，通常症状会自行消退或在服药后消退，无需紧张。

3. 孕妇感染新冠病毒后什么情况需要及时就医

无症状感染者或轻症患者可以暂不就医,但须密切关注自身健康状况,如出现以下情况,应及时就医:

(1) 持续高热>38.5℃且服用退热药效果不佳。

(2) 出现气促、胸闷、心悸、憋气、胸痛、呼吸困难。

(3) 出现头晕、头痛或意识丧失。

(4) 出现腹痛、阴道出血、阴道流液。

(5) 出现胎动过于活跃或减少。

另外,妊娠晚期的孕妇,如果出现不明原因心胸憋闷持续加重或无缓解,或出现不明原因厌食、乏力,即使不发热也应及时就医,因为这些症状可能与新冠病毒感染无关,而是妊娠晚期产科相关的并发症,同样要给予高度重视。

4. 感染新冠病毒后多长时间怀孕更合适

现有证据表明，新冠病毒感染可能对精子质量有一定影响，精子生长周期是 80 天左右，因此建议感染后 3 个月再计划妊娠。如果在感染时已经怀孕，不建议选择终止妊娠，应到专业医疗机构咨询医生的意见。

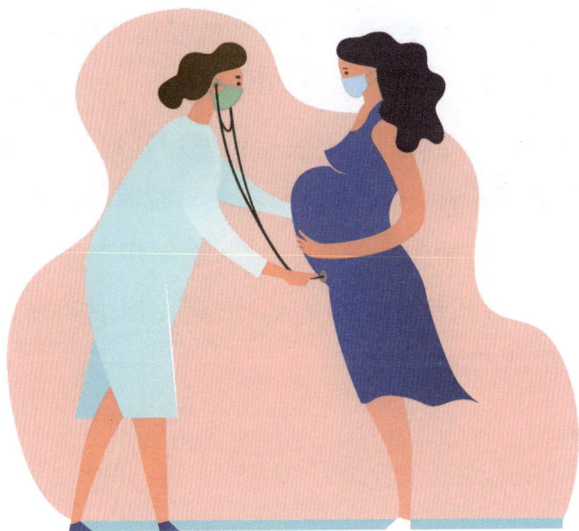

5. 孕产妇感染新冠病毒后出现发热、干咳等症状,用药方面有哪些注意事项

孕产妇感染新冠病毒后,如果症状轻微不影响正常生活,不需要药物治疗。应注意充分休息,适当饮水,保证睡眠,放松心情,不要焦虑。

孕妇高热可能影响胚胎的发育,特别是在妊娠早期,体温超过 38.5℃需要用药。如果出现高热不退,建议尽快就医。

在用药选择上,孕产妇尽量选择单方制剂,如退热药选用对乙酰氨基酚,不使用含有镇咳、祛痰、抗过敏等作用成分的复方制剂。不要自行使用其他药物,如抗病毒药物等。咳嗽、咳痰可选用乙酰半胱氨酸。有基础疾病(如高血压、糖尿病等)的孕妇,选择用药时一定要先咨询医生,告知长期服用的药物,避免出现药物之间的相互作用或增加副作用。

6. 孕妇感染新冠病毒后能否自然分娩，可否选择分娩镇痛

感染新冠病毒后轻症的孕妇，如果没有其他剖宫产指征，建议选择自然分娩。重型或危重型的孕妇，需要多学科团队评估分娩方式。

感染新冠病毒的孕妇，可以选择分娩镇痛。分娩镇痛可减轻由疼痛和焦虑引起的过度通气，更重要的是可以降低孕妇氧耗量，降低心肺功能负担，使得分娩过程更顺利。

7. 产妇感染新冠病毒后产褥期有哪些注意事项

产褥期的产妇感染新冠病毒后应充分休息，保证足够营养，进行必要的健康监测。如出现高热不退，新发的呼吸困难、头晕、意识模糊等症状，应及时就医。

需要注意的是，产褥期发热原因很多，包括生殖道感染、切口感染、乳腺炎或尿路感染等，如果发热时出现上述部位不适的症状，应及时就医。

8. 哺乳期女性可以接种新冠病毒疫苗吗

　　哺乳期女性可以接种新冠病毒疫苗,不必推迟至哺乳期后接种。哺乳期女性接种新冠病毒疫苗后不需要停止母乳喂养。

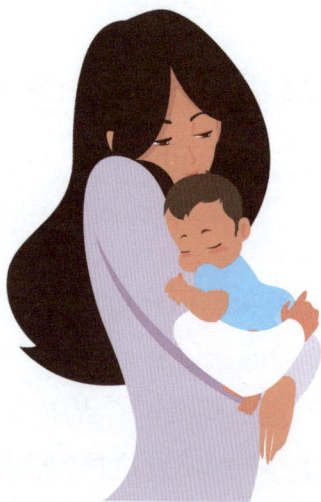

（四）基础疾病患者

1. 新冠病毒感染对心血管病患者有何影响

　　心血管病患者感染新冠病毒后，更容易发展为重症，也容易发生心肌梗死、脑卒中、心力衰竭等心血管事件，或原有病情加重。这是因为感染后，机体启动防御机制，如体温升高、心率加快、血压升高等，这是人体的正常反应，目的是清除或抑制外来病原体。但这种反应也会让身体负担加重。如果本来就有心血管问题，可能让心血管系统不堪重负，感染越重，负担也越重，若同时存在肺炎和低氧血症，危险会进一步增加。另外，感染后身体持续存在的慢性炎症反应，也增加了心血管病的发病风险。然而，心血管病患者也不要过度担心，即使感染，经过科学应对、及时治疗，多数人能恢复得很好。

2. 心血管病患者如何预防新冠病毒感染

由于感染新冠病毒后容易发展为重症病例或导致原有疾病病情加重,心血管病患者应加强防范,注意以下 3 个问题。

(1)坚持服用医生已开具的心血管病治疗药物:如抗血小板药物(如阿司匹林)、调脂类药物(他汀类)、降压药物、抗心力衰竭药物等。中断药物的患者感染新冠病毒后,发展为重症的风险较高。规律服药既能治疗心血管病,也有助于预防新冠病毒感染重症。

(2)高血压、高脂血症、糖尿病患者应做好居家健康监测:高血压患者的血压应控制在 140/90mmHg以下。有冠心病史(包括心绞痛、心肌梗死、接受过心脏支架和冠脉搭桥治疗)和有脑梗死病史的患者,低密度脂蛋白胆固醇(LDL-C)应<1.8mmol/L。高血压患者可配备电子血压计,定期测量血压,血压控制欠佳的患者应及时就诊。老年人和心血管病患者也可监测指氧饱和度,指氧饱和度≤93% 建议就诊。

(3)接种新冠疫苗:基础疾病患者,包括心血管病患者是接种新冠病毒疫苗的重点人群。

3. 心血管病患者感染新冠病毒该怎么办

心血管病患者即使感染了新冠病毒,出现咳嗽、发热等症状,也不要恐惧,应把基础疾病控制好。应继续规律服用心血管病治疗药物,不宜停药。突然停药容易使血压、血糖和血脂波动,甚至反弹,对病情产生不利影响。

如果没有明显症状或症状比较轻,无须去医院就诊。出现发热、咳嗽、肌肉酸痛等症状的患者,如果有家人照顾和药物储备,可先居家观察,大部分患者经过充分休息和药物治疗,通常3~4天症状会明显缓解。

心血管病患者感染新冠病毒后,建议在发病初期尽早应用抗病毒药物,包括奈玛特韦/利托那韦、阿兹夫定、莫诺拉韦等,以降低发展为重症的风险。但此类药物可能存在一定程度的不良反应,以及与心血管病用药的相互作用,应在医务人员指导下合理应用。

此外,保持健康的生活方式也很重要,如规律作息、均衡饮食、适度运动、心态平和。

4. 新冠病毒感染会不会引发心肌炎

已有的研究显示,新冠病毒感染引发心肌炎较为罕见。新冠病毒感染对心脏的影响主要是严重的全身炎症累及了心脏,而不是导致心肌炎。

心肌炎的诊断较为严格,主要包括以下几个条件:有心脏症状(如胸痛、呼吸困难、心悸、晕厥等);有心肌损伤的证据(肌钙蛋白升高);心电图异常;超声心动图异常(如左室室壁运动异常,常见于非冠状动脉分布等);无心肌缺血的临床证据和心脏情况无法用严重感染、低氧等来解释。

对于有新冠病毒感染史,心电图仅发现少量期前收缩或轻度 ST-T 改变,或仅有胸闷、心悸等症状者,轻易诊断为心肌炎是不合理的。

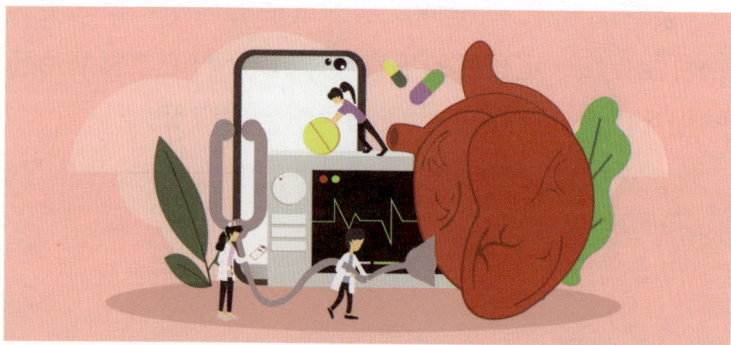

5. 心血管病患者能否接种新冠病毒疫苗

心血管病患者感染新冠病毒后更容易发展为重症，疫苗是有效预防新冠病毒感染重症和死亡的重要手段，心血管病患者更应该接种疫苗。

冠心病、心房颤动、心力衰竭、高血压、肺动脉高压等慢性心血管病患者，包括发生过心肌梗死，做过搭桥和支架、换瓣和主动脉夹层手术等患者，只要处于疾病稳定期均可以接种。

心血管病患者接种疫苗前后，应遵医嘱继续服用相关药物，不能因为接种疫苗而随意停药。

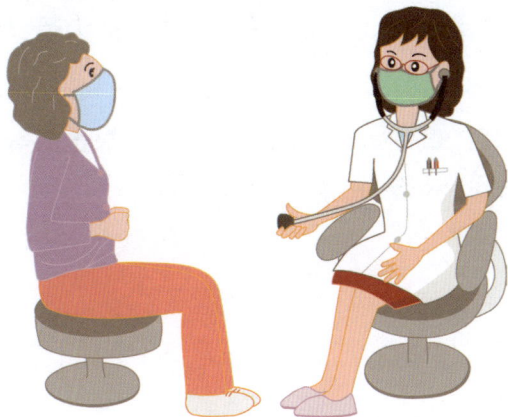

6. 心血管病患者感染新冠病毒后居家,出现哪些情况应及时就医

心血管病患者感染新冠病毒后,如果没有明显症状或症状比较轻,可以居家治疗。大部分患者经过充分休息和口服药物(如退热药等),通常 3~4 天内症状会明显缓解。出现以下情况应及时就医:

(1)发作性胸痛,尤其是伴有大汗、面色苍白、恶心呕吐。

(2)呼吸困难、夜间憋醒或不能平卧、尿量减少、下肢水肿加重等。

(3)血压突然和显著升高超过 180/100mmHg,伴明显头晕、头痛甚至晕厥等症状。

(4)心动过速、紊乱或过缓,同时有头晕、黑矇或晕厥,甚至跌倒摔伤等。

(5)肢体偏瘫、言语不清、失明、口眼歪斜等。

(6)意识淡漠、严重乏力、烦躁等。

7. 新冠病毒感染是否增加血栓风险

新冠病毒感染可能导致人体凝血系统出现异常，增加心脑血管血栓形成的风险。易发生动脉和静脉血栓的高危患者，应更加积极和规律地口服抗栓药物。已确诊的冠心病或脑血管病患者应继续口服阿司匹林、氯吡格雷等抗血小板药物；深静脉血栓形成或脑卒中风险高的房颤患者，应口服利伐沙班、华法林或达比加群等抗凝药物。这些药物均为处方药物，应在医生的指导下服用。

然而，对于没有上述疾病的轻症和非住院新冠病毒感染者，服用抗血栓药物会增加出血风险，因此不建议常规用药预防血栓。日常生活中，新冠病毒感染者，尤其是长期卧床者，应适量饮水，避免血液浓缩，预防血栓形成；心力衰竭患者则应避免过量饮水。避免久坐，每天保证适量的活动，也有助于降低血栓风险。

8. 心血管病患者是否应该自行准备抗病毒药物

建议心血管病患者在新冠病毒感染初期尽早应用抗病毒药物，包括奈玛特韦/利托那韦、阿兹夫定等，以降低发展为重症的风险。但是，奈玛特韦/利托那韦与多种心血管、神经、内分泌或肿瘤药物有相互作用，不建议家庭自备，而应在医生的指导下服用。

9. "阳康"后运动猝死是因为心肌炎吗

"阳康"后运动发生猝死，主要原因还是心血管病。猝死与多种因素有关，确认心源性猝死的原因很困难，并不能将猝死都归咎于心肌炎。即使在非疫情期间，也常见运动中发生猝死的相关报道。现有研究显示，新冠病毒感染引发心肌炎较为罕见。

研究发现，新冠病毒感染后 1 年内，心肌梗死、脑卒中和猝死的发生风险均增加。除心血管病患者和有肥胖、吸烟、高血压和糖尿病等危险因素的人群外,之前心血管病风险较低者、新冠病毒轻症和无症状感染者风险也增加。因为新冠病毒感染会增加整体人群的心血管事件风险,对此,新冠病毒感染者无论有无心血管病,"阳康"后都应坚持健康的生活方式,控制心血管危险因素,有症状及时就医。

10. "阳康"了仍感觉胸闷、心悸怎么办

感染新冠病毒后,常见的心血管症状包括胸闷、胸痛、心动过速、心悸、晕厥等。有症状的感染者,应到医院进行检查,医生会根据症状酌情进行肌钙蛋白、心电图和/或 24 小时动态心电图及超声心动图检查,排除冠心病、心力衰竭、心律失常、肺栓塞、心肌炎等。

有 10%~20% 的新冠病毒感染者症状持续时间较长,但找不到其他原因。可能的情况有很多,如存在长期不活动导致的失用性肌萎缩、肺感染后运动代谢受损、炎症和免疫失调、内皮功能障碍等,相关症状和功能障碍有可能是长期的。目前尚无特效药物,患者应到医院接受康复训练。

11. 糖尿病患者感染新冠病毒后是否更容易发生重症

　　糖尿病患者,尤其是血糖控制不佳者,机体免疫力普遍较低,感染新冠病毒后比一般人群更容易发展为重症。一方面,新冠病毒感染应激状态会导致血糖明显升高;另一方面,高血糖又会加重感染,两者相互影响,形成恶性循环。一旦控制不好,会发生持续高血糖,主要表现为糖尿病酮症酸中毒、高渗性高血糖状态和乳酸酸中毒等,严重时发生恶心、呕吐、嗜睡或昏迷,甚至危及生命。

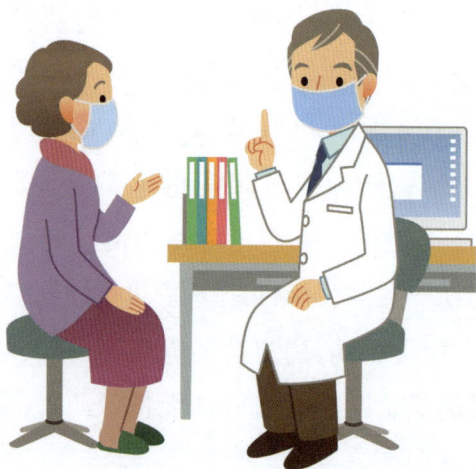

12. 糖尿病患者感染新冠病毒后血糖控制目标是否需要调整

糖尿病患者感染新冠病毒后,可出现强烈的炎症反应,血糖明显升高。有些患者感染后,出现食欲明显下降、恶心、呕吐等情况,此时如果未及时调整降糖药物,有可能发生低血糖。糖尿病患者感染新冠病毒后,血糖控制目标较平时可略宽松一些,应减少血糖的波动,尽量避免低血糖发生。

(1) 轻型、中型患者控制目标:空腹血糖7mmol/L左右;

(2) 重型、危重型住院患者院内血糖严格控制目标:空腹或餐前血糖7.0~7.8mmol/L,餐后2小时或随机血糖维持7.8~10mmol/L。

重症患者低血糖的危害更大,但低血糖症状往往不明显,故随机血糖不宜低于7.8mmol/L,保证血糖平稳。

13. 糖尿病患者感染新冠病毒后如何调整降糖药物

糖尿病患者感染新冠病毒后饮食不规律时,应加强血糖监测。如果不进食,降糖药物需要减量甚至停用,否则会引起低血糖。

轻型、中型新冠病毒感染者由于应激状态引起血糖升高,可适当增加原剂量 20%~30%,切莫擅自停药或改药。重型、危重型住院患者,停用口服降糖药,改为胰岛素治疗。

严重缺氧及肾功能不全、严重脱水、血压偏低、有明显消化道症状、有心功能不全及水肿等病情复杂的患者(尤其是老年患者),需根据医嘱用药。

14. 糖尿病患者感染新冠病毒后应控制饮食还是加强营养

糖尿病患者感染新冠病毒后,消化系统功能明显下降,进食减少,尤其是蛋白质摄入不足,严重影响体质的恢复。此时一定要加强营养支持,摄入足量的优质蛋白,如鸡蛋、奶、鱼、肉等,以及谷物、蔬菜和水果等。饮食控制较平时适当放宽,可少量多餐,避免进食含糖饮料或糖浆类药水。食欲较差或进食不足者,可给予营养素补充剂和益生菌等,鼓励肠内营养。由于饮食结构及饮食量的改变,糖尿病患者需要监测血糖,及时发现血糖波动,以便进一步调节降糖药物。

15. 糖尿病患者感染新冠病毒后可以使用糖皮质激素治疗吗

糖皮质激素可以影响糖代谢导致血糖升高,这在糖尿病患者中显得尤为突出。但糖皮质激素可改善缺氧及呼吸困难,有效降低新冠病毒感染重症的发生率及病死率,因此,目前推荐对重症新冠病毒感染者给予小剂量、短期糖皮质激素治疗。糖皮质激素治疗常可引起中午前后至上半夜血糖明显升高,而空腹血糖可正常或仅轻度升高。因此,接受激素治疗的患者监测血糖时,不能只测空腹血糖,还要测三餐后2小时血糖及晚上睡前血糖。如果血糖升高,可根据具体情况给予口服降糖药物或胰岛素降糖治疗。

16. 糖尿病患者感染新冠病毒后运动量明显下降，应如何应对

运动治疗是糖尿病治疗中非常重要的一部分，日常糖尿病患者的运动比较规律且运动量相对较大，感染新冠病毒后，由于体能下降，运动量可能出现明显减少。糖尿病患者应量力而行，适当活动，循序渐进，逐渐增加活动量。避免起立动作过猛发生直立性低血压，由卧位改为站立时，可以先改成坐位 2~3 分钟，坐一会儿，然后扶靠床档站立 2~3 分钟，再慢慢活动，避免突然站立发生跌倒。应在运动前后监测血糖，需要注意的是，如果血糖过高（随机血糖>16.7mmol/L）、反复发生低血糖（血糖<3.9mmol/L）、血糖波动大、发生急性感染等，不建议运动。如果在运动中或运动后出现饥饿感、出冷汗、头晕、头痛、四肢无力、焦虑、视力模糊、意识改变等低血糖症状，应立即停止运动，并进食随身携带的点心，及时检测血糖。

17. 新冠病毒感染对神经系统的影响有哪些表现

若新冠病毒感染影响了神经系统,可能会出现头痛、肌肉痛、思维混乱、声音嘶哑、听觉/味觉/触觉减退,部分患者会出现癫痫、意识模糊、肌肉无力等症状。这些表现大部分是一过性的,在病毒清除,机体逐渐复原后会慢慢消失。但有的神经损伤是不可逆的,相关症状在感染后仍持续存在。如果感染新冠病毒1个月后上述问题并未明显改善,应积极就医,在医生的指导下接受药物治疗和康复训练。

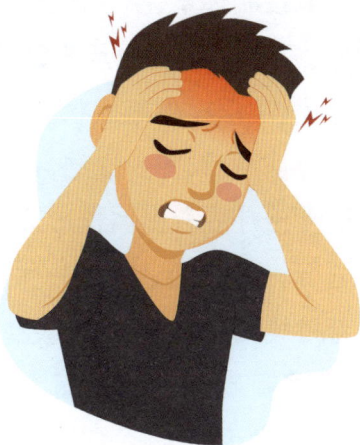

18. 新冠病毒感染对脑血管病有哪些影响

新冠病毒感染者身体往往处于缺水、炎症、应激、高凝和活动减少的状态，不仅对高血压、高血脂和糖尿病等血管性危险因素产生不利影响，也直接促使缺血性脑血管病的发生。而新冠病毒感染后常规推荐的抗凝治疗又可能诱发脑出血。脑卒中是我国居民的第一大致残和致死原因，因此患脑血管病或有脑血管病危险因素者尤其应加强防护。

具体措施包括：保持血压、血糖和血脂稳定达标，积极治疗动脉粥样硬化和稳定脑动脉斑块，戒烟限酒，均衡饮食，适当运动，控制体重，不熬夜。注意识别脑卒中的危险信号，新冠病毒感染者一旦出现突然语言含糊、偏身肢体活动不灵、意识模糊等症状应紧急就医。脑血管病患者感染新冠病毒后，应劳逸结合，积极治疗，避免发展为重症。抗凝治疗应权衡血栓形成与出血的风险，在医生指导下进行。应密切监测意识、体温、血压、呼吸、脉搏和血氧。若持续高热不退，或呼吸急促、心慌憋气、意识模糊、血氧下降明显，应及时就医。

19. 服用免疫抑制剂的神经系统疾病患者新冠病毒感染流行期间应注意什么

很多重症肌无力、多发性硬化患者为了治疗疾病,长期服用免疫抑制剂。目前没有证据表明服用免疫抑制剂的神经系统疾病患者感染新冠病毒的风险会增加,因此在尚未感染时应继续常规治疗,不用停药或改变剂量。

接受免疫抑制剂治疗的患者感染新冠病毒后应尽早就医,采取个体化的治疗方案。医生会综合考虑特定药物、基础神经系统疾病的严重程度和新冠病毒感染的严重程度,选择药物和调整合适的剂量。

20. 癫痫患者在新冠病毒感染流行期间应注意什么

新冠病毒侵袭大脑,感染引起的发热、脱水、电解质紊乱、腹泻等均可诱发癫痫。因此,在新冠病毒感染流行期间,有癫痫病史者应尽量保持外部环境和身体状态的稳定,避免一切可能诱发癫痫的因素。

癫痫患者感染新冠病毒后重症的发生率也较高,康复更缓慢。这可能是因为癫痫发作和癫痫持续状态引起大脑缺血缺氧会加重新冠病毒感染病情,而且抗癫痫药有可能与治疗新冠病毒感染的抗病毒药物、退热药物、镇静安眠药物、某些中药发生相互作用,影响治疗效果。癫痫患者感染新冠病毒后应到专科就诊,遵循医生和药师的建议。

21. 如何驱散新冠病毒感染后的"脑雾"

不少人感染新冠病毒后发现脑子不如原来好使,表现为做事爱走神、丢三落四、反应变慢、思维混乱、说话词不达意等。这种感受就像头脑笼罩在浓雾里,因此俗称"脑雾",医学上叫作新冠病毒感染后的认知功能障碍。有将近 1/3 的人感染新冠病毒后出现过认知功能暂时下降,大部分会在 3 个月内好转。但是老年人可能恢复得慢一些,尤其是患阿尔茨海默病等认知障碍类疾病的老年人,认知功能会下降一个台阶。

"脑雾"目前还没有特效药物。除了针对原发病的处理,主要是改善症状和非药物治疗,避免病情进一步发展和发生意外伤害。要想快速驱散"脑雾",可采取以下措施:

(1)科学运动:在保证安全的前提下循序渐进地进行身体锻炼。

(2)健康饮食:科学、均衡饮食,保证充足的能量和蛋白质摄入。

(3)心理健康:维持良好的睡眠习惯,积极参与体育、文化、娱乐等各种活动,多与亲友交流,保持良好的情绪。出现顽固性失眠、焦虑、抑郁时,寻求心理医生的专业支持。

(4)益智活动:听广播、阅读报纸或杂志、读书、游戏等,选择难易适中、令人愉快的脑力活动。

(5)恰当照护:对于新冠病毒感染后出现认知功能下降的老年人,家属要学习认知障碍护理技巧,保证患者安全,不与其发生争执。

如果采取以上措施认知功能仍下降严重,超过3个月未缓解,甚至日常生活不能自理,或出现幻觉、妄想、思维错乱、躁动不安、性格改变或行为反常等明显精神行为异常,应到医院专科就诊。

22. 慢性呼吸系统疾病患者感染新冠病毒后,如何进行居家血氧检测

慢性呼吸系统疾病患者感染新冠病毒后发生低氧血症的风险更高,因此居家治疗期间更要关注血氧情况,可以通过指夹式脉氧检测仪检测血氧。检测时应注意保持末梢循环,皮温较低、手指冰凉时血氧检测的结果不准确。血氧检测需每天 2~3 次,病情有变化时随时检测。

正常人血氧饱和度应>95%,当血氧饱和度≤93%时应及时就医。部分慢性呼吸系统疾病患者在疾病稳定期时血氧就低于正常,这种情况下对血氧结果的解读不同于正常人群,若血氧较平时下降明显,应及时就医,并告知医生既往病情。

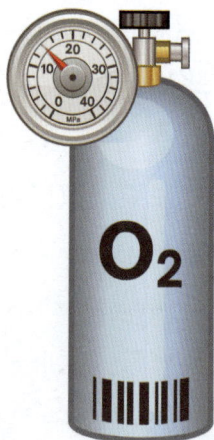

23. 慢性呼吸系统疾病患者感染新冠病毒后居家氧疗时应注意什么

（1）保障用氧安全。氧源附近禁止点火，避免出现火灾。使用氧气瓶要做到"四防"，即防震、防火、防热、防油，搬运时应避免倾倒、撞击，以防爆炸。家中最好安装烟雾探测器并备有灭火器，以防发生火灾等突发事件。停止氧疗后要及时关闭氧源。

（2）保障湿化，避免呼吸道黏膜干燥。湿化器瓶内按要求添加蒸馏水，蒸馏水及时补充并每天更换。

（3）定期清洁配件。鼻导管或面罩每天清洁 1 次，晾干备用，每 3 天更换 1 次，污染时及时更换；湿化器瓶每 3 天清洁 1 次，晾干备用；每月清洁或更换 1 次空气滤网，浸泡消毒，流水漂洗后晾干备用。

（4）根据血氧检测结果调节氧流量，使血氧维持在 94%~98% 即可。有二氧化碳潴留的患者应使用低流量吸氧，氧流量一般为 2~3L/min，防止血氧过高加重二氧化碳潴留，导致患者出现嗜睡甚至昏迷。

（5）氧疗过程中密切监测患者神志变化。

24. 慢性呼吸系统疾病患者感染新冠病毒后出现哪些情况应该及时就医

（1）持续发热，应用常规的解热镇痛药体温持续不降超过 2 天。

（2）呼吸频率增快，尤其当呼吸频率≥30次/min时。

（3）血氧下降，血氧饱和度≤93%或在原有基础上进一步下降≥5%。

（4）基础呼吸系统疾病加重，如呼吸困难、喘憋、咳嗽咳痰等症状加重，常规治疗无改善。

（5）并发症加重，如持续胸闷胸痛、端坐呼吸、双下肢水肿、尿量减少等症状；出现精神症状如精神萎靡、嗜睡、神志不清、昏迷等；出现严重胃肠道症状、不能进食、不能走路等。

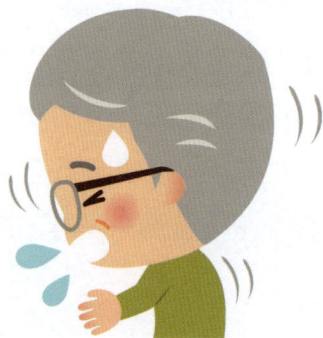

25. 慢性呼吸系统疾病患者感染新冠病毒后居家可以进行俯卧位通气疗法吗

俯卧位通气疗法是重症新冠病毒感染者的一种有效治疗手段,通过改善患者心肺功能、使部分萎陷的肺泡复张、有利于气道内分泌物引流等机制改善重症感染者的氧合状态,帮助纠正低氧血症和高碳酸血症。

但是,慢性呼吸系统疾病患者感染新冠病毒后能够居家治疗的,往往不是重症、危重症患者,仅有咽干、咽痛、发热、咳嗽等上呼吸道感染症状的轻症患者无须进行俯卧位通气。感染新冠病毒后出现肺炎甚至低氧血症的慢性呼吸系统疾病患者,在俯卧位通气后自觉呼吸顺畅或血氧有上升,可以进行。感染新冠病毒后出现痰量增多、有痰不易咳出时,可进行俯卧位通气,有利于痰液引流,改善通气。

俯卧位通气时至少准备 3 个枕头:胸前 1 个、头部 1 个、脚踝 1 个,肚子大的话,胯骨再垫 1 个。枕头不要太硬,避免硌着不舒服,双肩胳膊放松,趴 2 小时再翻过来。俯卧位通气应在餐后 2 小时进行,俯卧过程中密切监测患者病情变化,防止发生气道阻塞,并观察受压迫部位有无皮肤破损。对于俯卧位出现不适的患者、因骨折（尤其是颈椎、脊柱不稳定骨折）不适合反复搬动的患者、心肺功能极差的患者、血流动力学不稳定的患者、颅内高压或颅脑外伤的患者、患严重出血性疾病的患者等，不能进行俯卧位通气。

26. 慢性呼吸系统疾病患者感染新冠病毒后如何促进排痰

保持呼吸道通畅对于呼吸系统疾病患者至关重要。慢性呼吸系统疾病患者感染新冠病毒后可能出现痰量较前增多且痰液黏稠不易咳出，在应用常规口服祛痰药物基础上可联合应用雾化祛痰药物，以利于痰液稀释及引流。

排痰困难或无力排痰的患者也可以采用物理方法进行排痰。

（1）背部叩击排痰：患者坐位或侧卧位，家属五指并拢手背隆起呈空心状，手指关节微屈，从下往上、从外往内利用腕部力量轻柔、迅速地进行叩击，叩击幅度是手掌根部离开胸壁 3～5cm，手指尖部离开胸壁

10~15cm。叩击频率为 120~180 次/min,每个部位 1~3 分钟,叩背时间在 10 分钟左右,避免叩击双侧腰部、脊柱、骨突。

(2)震颤法排痰:让患者均匀呼吸,家属双手掌交叉重叠放于胸壁,在其呼气时利用手臂收缩的力量轻柔地上下抖动,从下往上,频率为 120~130 次/min,每个部位震颤 6~7 个呼吸周期。在叩击、震颤结束之后,让患者深吸一口气,屏气 3~5 秒,从而用力地把痰咳出。叩背和震颤宜在进餐前 30 分钟或餐后 2 小时进行,避免食物反流造成误吸。

(3)体位引流帮助患者排痰:双臂交叉在一起,放在额部,跪趴在床上。能进行俯卧位通气的患者可尝试通过俯卧位通气,利用重力作用达到痰液引流的目的。

27. 慢性呼吸系统疾病患者"阳康"后总是咳嗽怎么办

咳嗽可能是慢性呼吸系统疾病患者"阳康"后存在的一个主要症状,这是由于病毒损伤了气道黏膜,大部分患者可以用对症止咳的中药或西药改善症状。

常规止咳治疗无效,出现下列情况应咨询医生给予相应治疗:①咳黄脓痰的患者,可能合并细菌感染,需咨询医生是否可给予短期抗生素治疗。②咳嗽持续时间超过 3 周,咳嗽程度无减轻,影响正常生活,对烟雾、冷空气、刺激性异味较敏感。③痰液黏稠、痰液排出困难、体质虚弱、呼吸衰竭的老年患者应慎用强效镇咳药,选用镇咳药物时应咨询医生。

28. 肿瘤患者是否更容易感染新冠病毒

肿瘤患者因自身病情及治疗原因,多处于免疫抑制或免疫功能欠佳状态,比普通人群更容易感染新冠病毒。与非肿瘤患者相比,正在接受治疗的肿瘤患者感染新冠病毒后发展为重症的风险明显升高。高龄肿瘤患者感染新冠病毒的风险更高。因此,肿瘤患者应采取积极措施减少被感染的风险。

29. 肿瘤患者是否可以接种新冠病毒疫苗,什么时候接种合适

肿瘤患者接种新冠病毒疫苗的时机需要根据自身接受的抗肿瘤治疗阶段而定:

(1) 接受手术的肿瘤患者:接种疫苗时间距计划的手术时间 1 周以上,或术后身体恢复后,均可酌情择期安排疫苗接种。

(2) 接受化疗的肿瘤患者:应至少在化疗前 2 周或最后一次化疗结束后 1~2 周进行疫苗接种。

(3) 接受放疗的肿瘤患者:短程放疗的患者可在疗程结束后接种疫苗。考虑到新冠病毒感染的风险,患者也可根据自己的接种意愿,在放疗的任何阶段接种疫苗。

(4) 接受内分泌、靶向治疗的肿瘤患者:需要主管医生详细评估身体综合状况、有无特殊急症和药物副作用等情况后,再接种疫苗。如果没有禁忌,可在任何时间接种疫苗。

(5) 接受免疫治疗、参加临床试验及复发转移的恶性肿瘤患者:需由医生详细全面评估,根据自己的接种意愿确定是否接种疫苗。

30. 肿瘤患者感染新冠病毒后，有哪些注意事项

肿瘤患者感染新冠病毒后，如果病情稳定、身体状况较好，可居家治疗；如果肿瘤复发转移，合并严重粒细胞减少，心、肺、脑、肝、肾等重要脏器功能不全等，应积极就医治疗。

若恶性肿瘤患者已明确诊断新冠病毒感染，建议康复前推迟抗肿瘤治疗。

部分治疗新冠病毒感染的药物对肝肾功能有特殊要求，肝肾功能不全患者应慎用。建议患者居家用药前咨询主管医生及相关药师。

大部分肿瘤患者感染新冠病毒后症状较明显，持续 5~7 天，以高热、咽痛、咳嗽、乏力、盗汗及腹泻为主。部分人体温快速升高，出现眩晕、意识模糊，应注意防护，避免发生跌倒。

饮食方面应注意：①每天饮水 2 000~2 500ml，一般不超过 3 000ml；②保证一定量的主食摄入，可以做一些清淡可口的饮食，如小米粥、鸡蛋面、蛋花疙瘩汤、小馄饨、蛋花面片汤等；③补充足量的蛋白质，如牛奶、豆浆、鸡蛋、豆腐等；④摄入新鲜的蔬菜和水果，如果

食欲下降或咽痛无法吞咽固体食物,可以打成果蔬汁;
⑤咽痛难以下咽固体食物的患者,可以应用全营养配方
粉并按说明书冲服,用全营养配方粉来替代日常食物是
有效的选择。

31. "阳康"后何时重新启动肿瘤治疗

轻型和中型新冠病毒感染的恶性肿瘤患者,相关症
状完全缓解、新冠病毒核酸检测阴性(连续 2 次,间隔
24 小时)10~14 天后,可考虑重启抗肿瘤治疗。重型、
危重型患者建议 4 周后进行。免疫功能受损患者新冠
病毒核酸检测可能会在数周内持续阳性,这种情况下应
谨慎推迟抗肿瘤治疗。

恶性肿瘤患者新冠病毒感染痊愈后,应根据患者状
态、疾病分期、治疗目标调整治疗策略,旨在减少抗肿瘤
治疗相关并发症,降低治疗相关脏器不良反应,缩短住
院时间,避免非预期住院。待完全恢复后,重启抗肿瘤
治疗,并加强预防,避免再次感染。

建议医生充分评估患者的抗肿瘤治疗指征、治疗目
标以及治疗耐受性等因素。

四、中医药应用篇

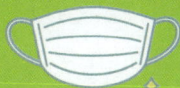

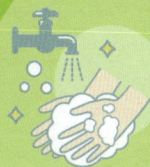

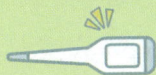

1. 为什么感冒药可用来治疗新冠病毒感染,如何选用

新冠病毒感染与普通感冒均属于外感类疾病。这类疾病的治疗,需要将外邪从体内祛除,使用具有解表功效的药物均会有疗效,所以感冒药可用来治疗新冠病毒感染。区分风寒、风热表现有助于快速治疗。

(1)风寒:症状表现为发热,伴有明显的怕冷、肌肉酸痛、鼻塞、流清水样鼻涕等,宜服用具有疏风解表功效的中成药,如感冒清热颗粒、荆防颗粒、正柴胡饮颗粒、清解退热颗粒、感冒疏风胶囊(片、颗粒)等。

(2)风热:症状表现为发热、咽痛、汗出、口渴等,可有怕冷但不明显,宜服用具有疏风清热、化湿解表、清热解毒类功效的中成药,如连花清瘟胶囊(颗粒)、金花清感颗粒、疏风解毒胶囊(颗粒)、宣肺败毒颗粒、清肺排毒颗粒、抗病毒口服液、银翘解毒颗粒、清开灵颗粒(胶囊、口服液)等。

注意:①根据自身症状表现,选择其中一种中成药治疗即可,切勿盲目同时服用多种功效类似的中成药;②新冠病毒对身体造成的损伤重于普通感冒,应根据药品说明书或在医生指导下使用;③用药 3 天后症状无

缓解或加重,请及时到正规医疗机构就诊;④特殊人群如哺乳期妇女、孕妇、老年人以及合并基础疾病人群,建议在医生指导下用药。

2. 治疗新冠病毒感染,中药和西药可以一起服用吗

中药和西药可以联合使用,但不建议同时服用,最好间隔 1 小时。单纯中药制剂,与退热药无明显的药物成分重合,可根据病情需要联合使用。

中西药复方制剂类感冒药不能与西药退热药联合使用。中西药复方制剂类感冒药不仅含有中药成分,也常含有解热镇痛药、组胺拮抗剂、抗病毒药等化学药品成分,如维 C 银翘片、强力感冒片、精制银翘解毒片、复方感冒灵颗粒、感冒清片(胶囊)等。西药退热药一般为解热镇痛药,如对乙酰氨基酚、布洛芬等。两者联合使用可能会导致部分药物成分过量,增加肝肾功能损害的风险。因此服用感冒药、退热药前需要仔细查看药品说明书,核对药物成分,以免造成不良后果。

3. 防治新冠病毒感染的非药物中医疗法有哪些

防治新冠病毒感染的非药物中医疗法有艾灸、穴位按压、传统功法锻炼等。

（1）艾灸：具有扶正温阳的作用。可选取大椎、足三里、气海、关元等穴，每周2~3次，每次20~30分钟。但在操作中应注意，艾烟有一定的刺激性，慢性支气管炎、慢性阻塞性肺疾病、哮喘、过敏性鼻炎等患者或有小儿的家庭应慎用。

（2）穴位按压：可帮助缓解新冠病毒感染引起的诸多不适。个人可采用手指、笔头、棉签等圆滑不尖锐物体对相应穴位进行按压，按压时需要产生或酸、或麻、或胀等感觉，按压时间5~10分钟。不同症状参考穴位如下：发热——大椎穴、合谷穴、曲池穴等；咳嗽——天突穴、列缺穴、尺泽穴、风池穴等；咽痛——少商穴、商阳穴等；鼻塞、嗅觉减退——迎香穴；味觉减退——廉泉穴；头晕、头痛——风池穴、风府穴；乏力——足三里穴、中脘穴、气海穴等；腹泻、便秘——天枢穴、支沟穴等。

（3）传统功法锻炼：可以疏通经络，强身健体。新冠病毒感染症状较轻者可通过适度传统功法锻炼促进康复，如八段锦、五禽戏、太极拳等。

4. 中医如何缓解"刀片喉"

在新冠病毒感染初期,部分患者会出现剧烈咽喉疼痛,甚至会在吞咽时感觉痛如刀割,网络上将这种症状称为"刀片喉"。中医认为,这是新冠病毒引起的"热毒"聚结到咽喉的表现。中医药有很多办法缓解"刀片喉",包括药物治疗、食疗调理等。

(1) 药物治疗:选择具有利咽止痛、解毒利咽等作用的药物,如六神丸(胶囊)、清咽滴丸、复方芩兰口服液、双黄连口服液、金喉健喷雾剂、金嗓子喉片等;也可使用中草药漱口,如金线莲 5g 煮水漱口,或桔梗 5g、生甘草 5g、板蓝根 5g,用 100ml 水煮沸 5 分钟,放凉后漱口。

(2) 食疗调理:①蜜橘饮:把柑橘捣碎,沸水浸泡后加入柠檬汁、蜂蜜共饮以清咽利嗓。②马蹄甘蔗饮:马蹄、甘蔗、雪梨等煮水,清热、生津、利咽,从而减轻症状,缩短恢复时间。血糖偏高或糖尿病患者根据血糖情况谨慎使用。

5. 中医如何缓解"水泥鼻"

在新冠病毒感染初期,部分患者会出现持续性的鼻塞并伴随清涕或嗅觉减退,严重者如同水泥填塞鼻窍,网络上将这种症状称为"水泥鼻"。中医认为,这是新冠疫毒挟风寒或风热侵及人体,导致鼻窍不利,可根据寒热不同辨证选择用药:①外感风寒:多表现为鼻塞、流清水样鼻涕,遇寒加重,可以应用荆芥、防风煮水后熏洗鼻部,中成药可以选择感冒清热颗粒、散风通窍滴丸等;②外感风热:表现为鼻流浊涕、质黏,同时伴有咳嗽、咳黄痰等症,中成药可选择鼻渊舒口服液、鼻渊通窍颗粒、鼻窦炎口服液、辛芳鼻炎胶囊等。

另有部分新冠病毒感染者早期无鼻塞症状,但在感染数天后出现,这多是由于疾病后期余毒未尽、肺气虚弱,这种鼻塞往往症状较轻,可将西洋参、生黄芪泡水饮用,中成药可选择生脉饮、生脉口服液、潞党参口服液等改善症状。

非药物治疗亦可对"水泥鼻"起到良好作用:①日常生活中可选取迎香穴、印堂穴点按,按揉力度以酸胀为宜,每次 3~5 分钟,可有效缓解鼻塞。②将苍术、白芷、佩兰、藿香等具有芳香辟秽开窍功效的药物制成香囊或熏香,定期嗅闻亦可防治"水泥鼻"。

6. 中医如何缓解头痛

新冠病毒感染初期,部分患者会出现头痛症状。中医认为,这是由于新冠疫毒挟风,寒、湿、热、毒阻滞气机,上攻脑窍:①偏于风寒湿者疼痛部位以后枕部、颈项为主,可伴有乏力、昏沉感,治疗以祛风散寒除湿为主,可选择芎菊上清丸、川芎茶调颗粒、九味羌活颗粒等治疗;②偏于风热毒者疼痛部位以前额、双颞为主,可波及全头部,疼痛剧烈,往往伴有目痛、咽痛等症状,治疗以疏风清热解毒为主,可用金花清感颗粒、连花清瘟胶囊(颗粒)、疏风解毒胶囊、防风通圣胶囊等治疗,日常可以使用菊花、薄荷等泡水饮用。

非药物治疗亦可缓解症状,其中穴位按压简单易行,根据头痛部位选取风池、玉枕、百会、太阳、攒竹、印堂等穴位点揉3~5分钟,以酸胀为度,可有效缓解症状。

7. 中医如何缓解肌肉关节痛

中医对新冠病毒感染后的疼痛有 2 种认识,分别对应不同的治疗。

(1)感染即伴有疼痛,主要是身体四肢肌肉、关节的疼痛,往往伴有怕冷,穿衣服、盖被子不能缓解,是中医"真寒"的症状表现,是毒聚体表使体表郁闭导致的,治疗需要具有辛温透表功效的中成药,如荆防颗粒、荆防败毒丸、九味羌活颗粒等。

(2)刚感染时身痛不明显,两三天后出现身痛,这是因为病毒"疫疠之气"侵犯足太阴脾经,脾主四肢,脾主肌肉,症状表现为身体沉重、酸痛、乏力,治疗以化湿解毒为主,药物可以选择散寒化湿颗粒、藿香正气胶囊等。

家庭可以采用对症食养方:①葱姜红糖饮:葱白、生姜、红糖煮水,发汗解表,散寒止痛;②解表粥:大米煮粥,加入带须鲜葱头(到葱白部分)、生姜等,解表散寒,益气和中;③疏风解表茶:白茶、生姜、陈皮煮水,最后放入柠檬,冲泡代茶热饮以疏风和胃解表。

8. 中医如何缓解"冰火两重天"

将感染新冠病毒后怕冷又发热的症状比喻为"冰火两重天"。"冰"指新冠病毒感染者怕冷的症状,是中医"真寒"的症状表现,似"寒入骨髓",添衣加被不能缓解。"火"指发热,可选择具有疏风解表功效的中成药,如感冒清热颗粒、荆防败毒丸、荆防颗粒、正柴胡饮颗粒、清解退热颗粒、感冒疏风胶囊(片、颗粒)等。如果经药物治疗体温仍持续升高并超过38.5℃,时间超过3天,应及时到正规医疗机构就诊。

家庭可以采用对症食养方:①葱姜红糖饮:葱白、生姜、红糖煮水,发汗解表,散寒止痛;②解表粥:大米煮粥,加入带须鲜葱头(到葱白部分)、生姜等,解表散寒,益气和中。

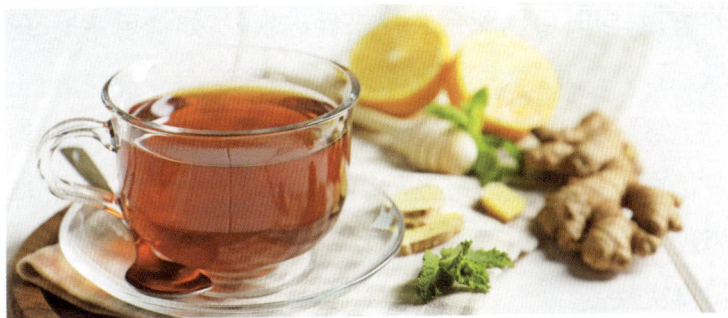

9. 新冠病毒感染康复期应注意什么

新冠病毒感染康复期,人体余邪未净,正气未复,正虚邪恋,应做好防止病情反复即"瘥后防复"。明代医家吴又可在《温疫论》中提出,瘟疫初愈后可能出现"劳复""食复""自复"。有力避免"三复"有助于防止病情反复。

(1)劳复:即过度劳累而导致病情复发。瘟疫初愈余邪未净,过度劳累使身体正气骤虚而邪气转盛,因此新冠病毒感染康复期应注意作息规律、运动适当、不过度劳累,促进自身正气的恢复。

(2)食复:即饮食不当导致疾病复发。新冠病毒感染康复期不宜壅补,不宜暴饮暴食,不宜偏食肥甘厚味、辛辣刺激的食物,以避免余邪与积食相抟,加重身体负担甚至导致症状复发。应注意清淡饮食,减轻脾胃消化的负担,同时可以配合食疗来促进恢复,如食用冬瓜、丝瓜、薏米、红豆、绿豆、山药、莲子、银耳等。

(3)自复:指疾病即将痊愈,而突然出现症状加重,多是由于余邪未净。应坚持使用之前的中医药治疗,适当延长治疗时间,同时配合饮食调摄、作息调节,防止病情再次反复。

10. 康复期持续咳嗽的中成药推荐和食养建议有哪些

咳嗽是机体的保护性反射,有利于清除呼吸道内分泌物或异物。中医认为退热之后余邪未净,肺气失宣、肺气上逆则作咳嗽。

部分新冠病毒感染者核酸转阴后仍持续咳嗽,可选择苏黄止咳胶囊;咳嗽伴气喘者可选用止嗽定喘丸(片)、咳喘宁、消炎止咳片、咳速停糖浆、润肺膏、丹龙口服液等。

如咳嗽伴有咳痰,根据痰液的情况选择用药:①伴咳黄痰者,可选用治咳川贝枇杷滴丸、急支糖浆、连花清咳片、杏贝止咳颗粒等;②伴咳痰黏稠者,可选用橘红化痰丸、宣肺止嗽合剂、橘红痰咳颗粒(液)、橘红丸(颗粒、片)等;③伴咳痰清稀者,可选用通宣理肺丸(颗粒、口服液)、杏苏止咳颗粒(糖浆)、感冒止咳颗粒(糖浆)、玉屏风颗粒等。

对于持续咳嗽人群的食养建议如下:①秋梨膏:也称雪梨膏,是一道传统药膳食疗膏方,以秋梨(或鸭梨、雪花梨)为主要原料,配合止咳、祛痰、生津、润肺药物如生地、葛根、萝卜、麦冬、藕节、姜汁、贝母、蜂蜜等,精心熬制而成;②花椒梨:将雪梨从 1/3 处切开,掏出梨心,用筷子在梨肉扎一些小孔,放入 15 粒花椒后加水慢炖 1 小时,挑去花椒吃梨喝汤;③沙参玉竹雪耳炖瘦肉:煲肉汤时加入沙参、玉竹、雪耳、枸杞等,以养阴清肺、生津止咳;④马蹄甘蔗瘦肉汤:马蹄、甘蔗炖瘦肉,以润肺止咳;⑤陈皮杏仁饮:太子参、陈皮、杏仁煮水,补肺健脾,降气化痰止咳,适用于肺脾两虚咳嗽、有痰色白者。

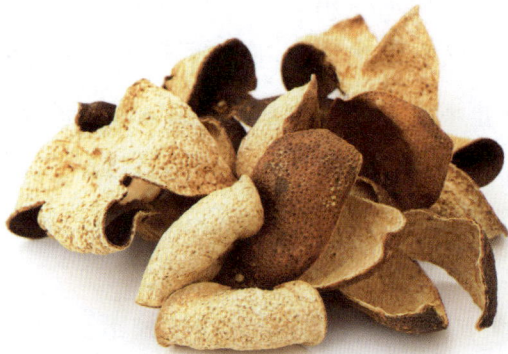

11. 康复期心悸的中成药推荐和食养建议有哪些

中医的"心悸"指自我感觉到心跳力度加强或心慌,有些患者还伴有易受惊吓。心脏的搏动或力度过强或速度过快,根本原因还是新冠病毒感染使人体气阴两虚、心气不足,不能正常地调节心脏搏动和人的精神。

(1)如果新冠病毒核酸转阴后经常感受到一阵阵心慌,运动后心慌明显,可选用生脉饮(颗粒、胶囊、片)、芪参益气滴丸、芪参补气胶囊、参松养心胶囊、通脉养心丸、养心氏片、稳心颗粒、养心定悸胶囊、参芪口服液、潞党参口服液、振源胶囊等。

(2)心悸、胸闷伴舌质紫暗者,可选用复方丹参滴丸(片)、冠心宁片、冠心静片(胶囊)、心速宁胶囊等。

心悸患者也可以尝试食养方法:①西洋参圆肉饮:用西洋参、桂圆、红枣各适量煮水代茶或熬粥服用,可以改善乏力、食欲差的症状;②生脉饮:用红参、麦冬、五味子、适量冰糖煮水,益气、养阴、生津,改善心悸、气短、乏力、白天汗多等症。

12. 康复期失眠的中成药推荐和食养建议有哪些

新冠病毒感染康复期可能出现入睡困难、睡眠时间短、眠浅、多梦等症状。失眠多与虚热扰神、心脾两虚、心神不宁或肝气不舒等有关。

感染新冠病毒后出现失眠,伴有夜间手脚心或胸口发热,或夜间自觉燥热难安,可选用百乐眠胶囊、天王补心丹;伴有乏力心悸,可选用柏子养心丸、人参归脾丸、枣仁安神胶囊(颗粒、口服液)、安神补脑液;伴有情绪烦躁,可选用加味逍遥丸、舒肝解郁胶囊等。

非药物疗法可以选择百会、印堂、神门等穴位,睡前用指腹按揉穴位,每穴 3~5 分钟。也可以尝试食养方法:①茯神粥:煮粥时加入适量茯神、浮小麦,有助于改善睡眠;②珍珠母安神茶:使用珍珠母、茉莉花各适量煮水代茶,有助于改善多梦情况;③灯心竹叶茶:使用适量灯心草、淡竹叶、生麦芽共同煮水代茶,有助于改善烦躁症状,帮助睡眠。

13. 康复期嗅觉、味觉减退后的中成药推荐和食养建议有哪些

嗅觉或味觉减退是广受人们关注的新冠病毒感染康复期症状。在中医看来,嗅觉味觉减退与新冠病毒感染后期正气不足,余邪闭窍,不能宣通鼻窍、舌窍有关。

出现嗅觉减退者,可选用散风通窍滴丸、通窍鼻炎片(丸、颗粒)、辛芷通窍丸(颗粒)、香菊胶囊、鼻渊通窍颗粒等。

出现味觉减退者,可选用藿香正气胶囊(丸、水、口服液)、参苓白术散(片、口服液)、补中益气丸(片)、香砂六君丸等。

改善嗅味觉减退症状还可以配合食养方法:

(1) 嗅觉减退者:①黄芪白芷饮:选用适量黄芪、白芷、干姜共同煮水热饮,以益气通窍;②太子参白芷煲瘦肉:烹饪肉汤、煲粥时加入太子参、白芷、生姜,补气固本、宣通鼻窍,还可改善鼻塞症状。

(2) 味觉减退者:①砂仁苍术饮:选用苍术、陈皮、砂仁适量煮水,以健脾化湿理气;②麦芽山楂饮:用焦山

楂、焦麦芽、广藿香煮水,健脾消食,和胃化湿;③紫苏生姜粥:平时烹饪肉汤、煲粥时加入紫苏叶、适量生姜丝,健脾化湿开胃、开通舌窍。

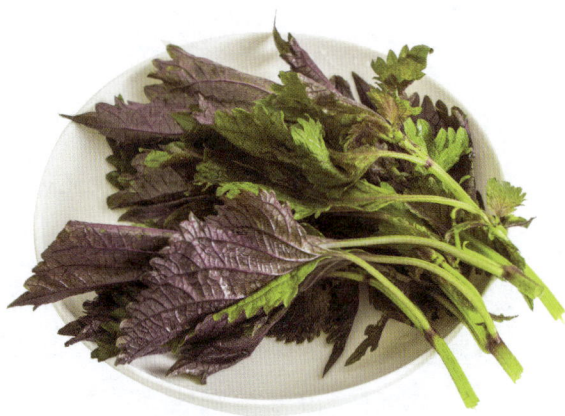

14. 康复期"脑雾"的中成药推荐和食养建议有哪些

"脑雾"是头重昏蒙、善忘耳鸣、注意力不集中、精神不清晰、反应迟钝等不适的一种形象的总称,因患者体验到一种仿佛有烟雾蒙绕头脑的感受。中医认为多为湿浊上犯、扰蒙清窍、脑络失养所致。

康复期出现"脑雾"相关不适,有如下中成药推荐:①头重昏蒙者,可选用半夏天麻丸、牛黄清心丸等;②头痛、舌质紫暗者,可选用养血清脑颗粒、舒脑欣滴丸、银杏酮酯滴丸(颗粒、胶囊、分散片)、银杏叶片(颗粒、胶囊、分散片、滴丸)等;③伴有腰膝酸软者,可选用六味地黄丸(口服液、片、胶囊)、金匮肾气丸(片)、百令胶囊、金水宝胶囊等。

改善"脑雾"也可以配合食养方法:①若伴有心悸失眠,可选用西洋参、桂圆肉、大枣、茯苓代茶饮;②若伴有乏力、食欲不振、气短汗多,可使用党参、炒白术、怀山药共同煮水,用水熬粥,粥中还可加入薏苡仁、山药段、莲子肉等;③没有其他不适时,也可以用薄荷、菊花代茶饮清利头目。

15. 康复期改善食欲不振、腹胀、腹泻或便秘等症状的中成药推荐和食养建议有哪些

新冠病毒感染主要病位为太阴经,包括手太阴肺经和足太阴脾经,从而出现一系列相关症状。胃肠道相关症状多为湿邪作祟、邪犯肺脾,对于食欲不振、腹胀、腹泻等消化道症状的治疗则突出化湿和中,推荐中成药包括藿香正气水、加味藿香正气丸、调胃消滞丸、复方香薷水、午时茶颗粒、六合定中丸、保济口服液等,便秘患者可选用防风通圣丸。

食养建议:①食欲不振者可选用五指毛桃煲鸡汤:煲鸡汤时加入五指毛桃、茯苓、山药、生姜、陈皮、山楂等,补中益气,健脾化湿开胃。②腹胀者可选用陈皮鲫鱼汤:煲鲫鱼汤时加入陈皮、小茴香、生姜、胡椒粉等,温中理气。③腹泻者可选择培土和气粥:将大米炒成微焦后再煮粥,以培土和中。④便秘者可使用五汁饮:白萝卜、梨、鲜藕、鲜荸荠、甘蔗煮水或榨汁,养阴润肺,润肠通便;或决明子蜂蜜饮:决明子煮水加入适量蜂蜜,润肠通便;或萝卜芹菜汤:用白萝卜、芹菜、香菜、生姜、黄豆,胃口好者加瘦肉丝(猪瘦肉、鸡肉、兔肉、鸭肉均可)煲汤,降火通便。

16. 康复期缓解焦虑的中成药推荐和食养建议有哪些

新冠病毒感染者在康复期往往会出现失眠、焦虑等表现，此外还可能因焦虑出现头痛、心悸、胸闷、气短、乏力等躯体化表现。中医认为，人的精神有赖气机的运行，气机调达则神清气爽，气机不畅则郁郁寡欢，可选用中成药逍遥丸、加味逍遥丸、舒肝解郁胶囊等进行治疗。

另外，对于这类患者，通过适当的运动调达肝气、健运脾气是一项较为重要的治疗方式，八段锦、太极拳、易筋经等功法具有良好的效果。食疗方面，日常仍以清淡饮食为主，玫瑰花、茉莉花、茯苓、浮小麦、大枣等具有疏肝、健脾的食物都可以食用。

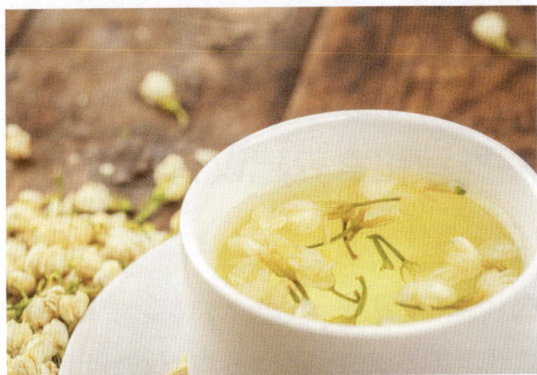

17. 康复期"汗出"的中成药推荐和食养建议有哪些

新冠病毒感染后,身体内正邪交争,损耗正气,一般老年人或平时身体比较弱的年轻人出现出汗症状,这是因为气虚卫表不和,中医治疗以益气固表为主,推荐中成药玉屏风颗粒、黄芪颗粒等。

食养建议:①黄芪山药饮:黄芪、山药(新鲜)、红枣(去核)煮水,益气固表止汗;②黑豆浮小麦饮:黑豆、浮小麦、糯稻根、红枣(去核)煮水,益气除烦敛汗;③百合鸡蛋汤:将百合洗净,加水煮开,冲鸡蛋搅散,加入适量冰糖调味,滋阴降火,润肺生津;④黄芪桂圆粥:煲粥加入黄芪、桂圆肉,补气养血,固表止汗。

18. 康复期缓解倦怠乏力的中成药推荐和食养建议有哪些

中医认为,康复期"倦怠乏力"多是由于身体的正气与外来邪气剧烈交争,正气努力驱邪外出导致。①若乏力较轻,不用干预,随着新冠病毒感染好转乏力可随之好转;②若乏力较重,可服用具有扶助正气、祛除邪气的中成药,如人参败毒胶囊等;③若乏力同时伴有恶心、呕吐、腹泻等胃肠道症状,为湿毒困脾的症状表现,可选择的中成药有香砂六君子、藿香正气胶囊、复方香薷水、午时茶颗粒、六合定中丸等;④乏力气短等多是虚证,常见病机为气阴两虚、肺脾亏虚,可选用生脉饮、生脉口服液、香砂六君子、补中益气丸等。

同时要注意多休息,保证充足的睡眠时间,避免劳累,结合饮食调养。可以选择补气药材作为药膳的首选,煮粥或煲汤时加入西洋参(或党参、太子参、黄芪等),配合陈皮、山药、砂仁等健脾之品,如:①西洋参炖瘦肉:选用猪瘦肉炖汤,加入西洋参或太子参、生姜等,补气养阴生津;②黄芪陈皮饮:黄芪、陈皮、红枣煮水饮用,补肺健脾。

需要强调的是,应做到补而不燥,不要盲目进补,摄入过多温补温燥之品,肆意进补,则所补之"正"容易化为邪实,如《医学源流论》言:"欲攻邪则碍正,欲扶正则助邪。"因此,要持续关注平衡补虚与祛邪间的关系,当以平为期,切忌过用或不及。

图书在版编目（CIP）数据

新冠病毒感染防治百问百答. 2 / 中华预防医学会，中国健康教育中心编著 . —北京：人民卫生出版社，2023.2

ISBN 978-7-117-34578-1

Ⅰ.①新… Ⅱ.①中… ②中… Ⅲ.①新型冠状病毒 – 病毒病 – 防治 – 问题解答 Ⅳ.①R512.93-44

中国国家版本馆 CIP 数据核字（2023）第 032108 号

人卫智网	www.ipmph.com	医学教育、学术、考试、健康，购书智慧智能综合服务平台
人卫官网	www.pmph.com	人卫官方资讯发布平台

新冠病毒感染防治百问百答 2
Xinguan Bingdu Ganran Fangzhi Baiwen Baida 2

编　　著：中华预防医学会　中国健康教育中心
出版发行：人民卫生出版社（中继线 010-59780011）
地　　址：北京市朝阳区潘家园南里 19 号
邮　　编：100021
E - mail：pmph @ pmph.com
购书热线：010-59787592　010-59787584　010-65264830
印　　刷：北京顶佳世纪印刷有限公司
经　　销：新华书店
开　　本：889×1194　1/32　印张：4.25
字　　数：69 千字
版　　次：2023 年 2 月第 1 版
印　　次：2023 年 2 月第 1 次印刷
标准书号：ISBN 978-7-117-34578-1
定　　价：30.00 元

打击盗版举报电话：010-59787491　E-mail：WQ @ pmph.com
质量问题联系电话：010-59787234　E-mail：zhiliang @ pmph.com
数字融合服务电话：4001118166　E-mail：zengzhi @ pmph.com

55检